医師人生の分岐点で判断を誤らない

ジーネット株式会社 代表取締役　小野 勝広

キャリア戦略

もくじ

まえがき

「とーさんのお仕事ってどんなことしてるの？」

娘は私のことを「とーさん」と呼びます。小さい頃は「とーさん」と言えなくて、「としゃん」「としゃん」と呼んでいて、それはそれで大変に可愛かったです。残念ながら私はパパと呼ばれたことがないんです（苦笑）。ずっと「としゃん」か「とーさん」。今でもです。

「父さんはね、お医者さんの未来を今よりも少しだけ良くするお仕事をしてるんだよ」

そう答えると娘はわかったような、わからないようなキョトンとした表情をしていました。もう7～8年前のことでしょうか。

今ならばもう少し詳しく説明しますが、この頃はあまり具体的なことを言ってもわからないだろうと思い、何かお医者さんに対して良いことをしてるんだなということだけわかってもらえばいいかと思いました。

皆さん、初めまして。小野勝広と申します。ジーネット株式会社で代表取締役を務めております。

弊社は、医師の転職支援、クリニックの開業支援を2本の柱として活動しています。

その他にも医師からのキャリア相談をお受けしつつ、キャリアの壁打ちお試し会を実施、医療機関のスタッフ採用、集患マーケティングのコンサルティングや、クリニックの事業承継、M&Aや、各種セミナーの企画、医業種交流会など、医師の活動に関連する幅広いサポートを事業として行っています。

昨今、医師の皆さんにもキャリア設計の必要性が高まっているように感じます。医療を取り巻く環境は年々厳しくなっていると言わざるを得ませんから、そのなかで個々の医師の皆さんにもある種のサバイバル戦略が求められてきていると言えるのでしょうか?

本書はそんな医師の皆さんに、なるほど、キャリアはそう考えればいいのだな、うむ、そういう視点が必要なのだな、など、キャリアを考える際の何らかの「きっかけ」になればと思い、執筆いたしました。いわゆる医師のキャリア本です。

世の中に医師のキャリア本はそれほど多くはありませんが、少ないながらも存在するキャリア本は、そのほとんどが現役医師が書いているようです。もちろんこれは大変に有用ですし、私自身も今まで何冊も読んで勉強しています。

ところがキャリアの専門家が書く医師のキャリア本は非常に少ないですし、あっても内容が薄いのです。

ましで自社のビジネスに繋げることだけが目的の害にしかならないような書籍まである始末です。

一般的なキャリア本は世の中にたくさんありますけど、医師のような専門職には不向きなところもありますね。

これではいけません。私はキャリアの専門家として20年以上の経験を積んできましたので、本格的な医師のキャリア本を書きたかったのです。今のこの世の中では、それが求められているとも思いました。

大きなポイントになるのは「戦略」です。戦略がないままに頑張っても報われないということは少なくありません。

残念ながら組織の上層部には意思決定能力の低い人が蔓延る構造が未だに現存します。いつまでも寄らば大樹と我慢していては自己犠牲が大きくなるばかりではないでしょうか。

私どもの仕事は、毎日のように医師と接します。

今までに数千名の医師とお会いしてきました。もちろん多くのドクターが常にキャリアについて考えているというわけではないと思いますが、フェーズフェーズでキャリアの悩みが出てくるものなのですよね。私どもはそんな時の「駆け込み寺」のような存在になれるよう日々奮闘中です。

特に事前の「相談」という部分に力を入れていますので、キャリアの壁打ちから、キャリア相談、転職相談、開業相談、経営のご相談まで日々医師とのやり取りがあるのです。

また私自身がＳＮＳに積極的ですので、Facebook、Ｘ（旧Twitter）、YouTube、LinkedIn、Instagram、Threads、Blueskyなどでも多くの医師と繋がっていただき、様々な交流、そして情報交換をさせていただいています。全て実名で活動していますので、少しでも気になりましたら私の氏名で検索してみて下さい。

またホームページでは３０００件以上のブログを書いており、その他、はてなブログにて書評を、ｎｏｔｅブログにて、こちらは一般の方も楽しめるような

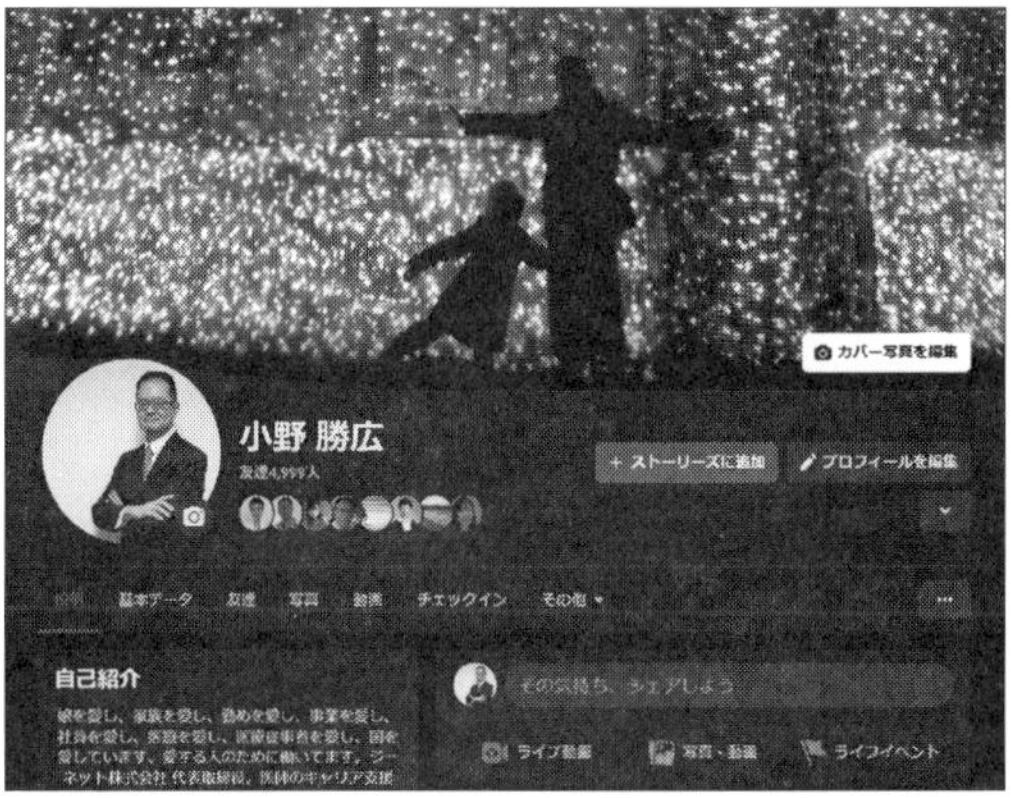

Facebookより

キャリアや人生を考えるブログも書いています。

ですから毎日1日も休まずに、それこそここ10年以上ずっと毎日情報発信をしているのです。そんな私ですから書くのは苦手ではありません。特別得意ということもないのですが、これだけ続けていると、いつの間にか苦はなくなりました。

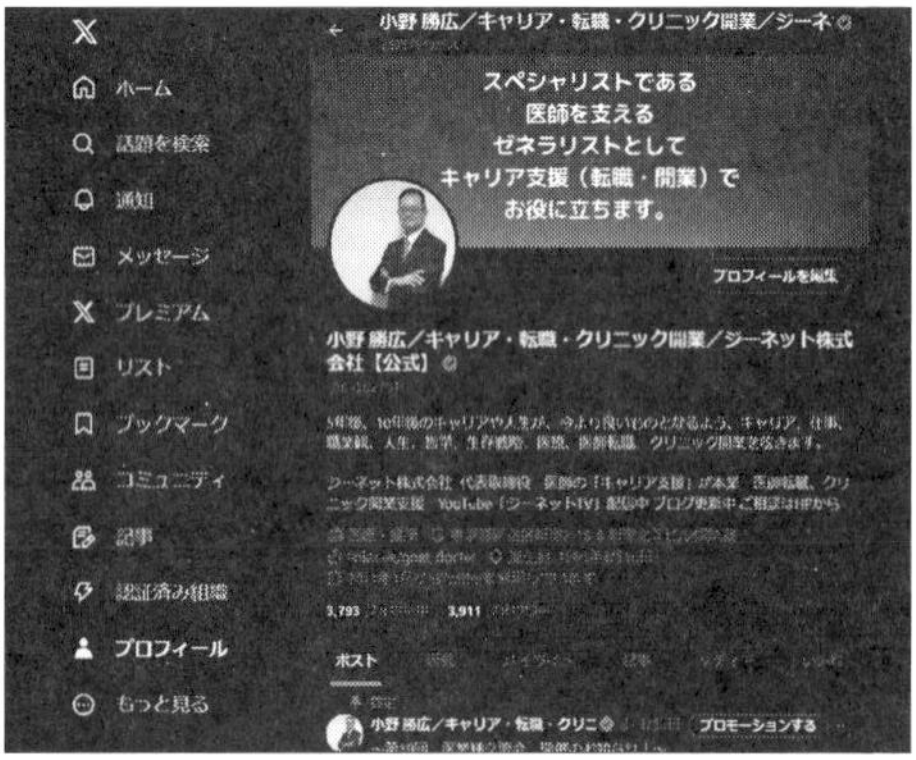

Xより

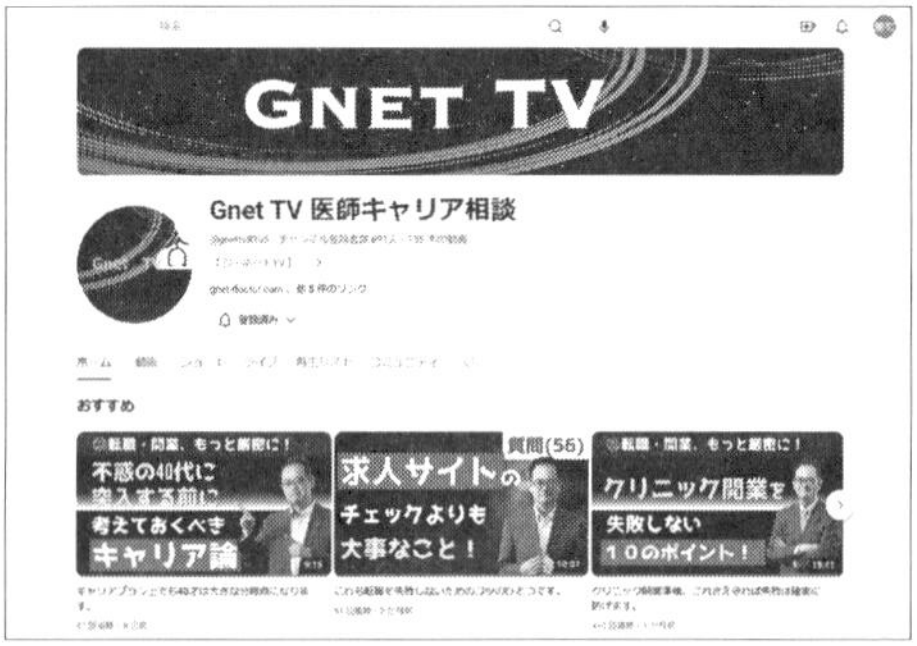

YouTube より

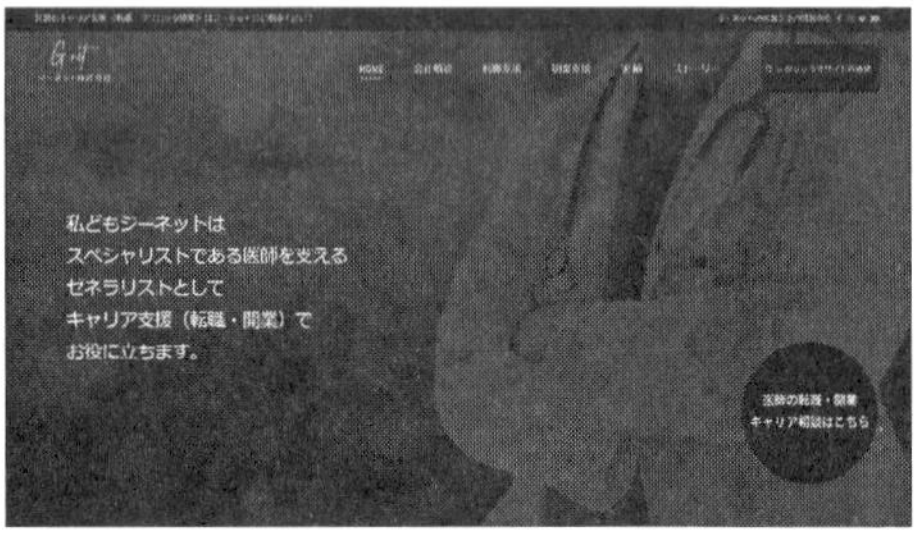

ホームページより

プライベートでは、読書が好きで、暇さえあれば本を読んでいます。そしてこれも書評を書き、ブログに残しています。

不思議なもので、このような活動をしていると、いつか本を書いてみたいという目標がフツフツと出てきました。しかし自社のマーケティングである企業出版や自費出版には強い違和感があったのです。「キャリア」をビジネスにしたくないのです。してはいけないとも強く思ってます。

今までも出版しませんか?と多くの営業を受けてきましたが、企業出版や自費出版は全てお断りをしてきています。

きちんと商業出版として、自社のためではなく、読み手の皆様のお役に立てるような本を書きたかったのです。この度、日本橋出版様とご縁をいただき、その夢が叶うことになりました。

医療業界の片隅で仕事をする私が、今まで感じてきたこと、多くの医師とお話しをして考えたこと、また私自身は20年以上の転職支援の経験があり、9年間のクリニック開業支援の経験があります(2024年現在)。

この今までに手に入れてきた「事例」や「ノウハウ」を思う存分に書かせていただき、医師の皆様が今よりも少しより良い未来を考える「契機」となれば、とても嬉しく思います。

私が本書でお伝えしたいのは、医師の皆様に対する「正解」ではありません。なぜならキャリアには一般的な「正解」などなく、個々それぞれが少しでも「正解」に近づけるように独自の「目標設定」をすることが重要であると考えているからです。

まさにこの目標がキャリアプランとなるのですね。このキャリアに関する基本的な考え方を提示し、自分ならどうする？と考える「足掛かり」にしていただけたら幸いです。

繰り返しになりますが、本書は医師の皆さんのキャリアが今よりも少し良くなることを祈りながら書いてまいります。ここに正解はありません。あくまでもあるのは「きっかけ」なのです。戦略的思考が手に入れば、キャリアは自動化していくものなのです。

私はキャリアも人生も一生問い続けることになると考えています。どんなふうに問い続ければいいのか？そのヒントとなるよう戦略的に、一生懸命に書きましたので、どうぞご参考になさって下さい。

第1章

医療は国民の財産、医療従事者は国民の宝

日本の医療はこのままではいけない。医療を知れば知るほど、私はそう思うようになりました。

今までも多くの医師の皆さんから、我が国の医療体制、医療制度に対しての不満を伺うことがありましたし、なかには絶望に近い悲観的なご意見もありました。

私自身、医療現場の負担があまりにも重いこと、そして政府や行政や国民の「理解」があまりにも薄いことに対して、強い危機感を感じています。

今の働き方や医療現場に対して不満をお持ちの先生はかなり多いことでしょう。私ですら大

きな不満を持っているくらいですから。

私が医療業界で仕事をするようになり、早くも13年が経ちます。それ以前は、士業の世界（弁護士、会計士、弁理士、司法書士、社会保険労務士等）で、7年半ほど法律系人材に対しての転職支援や人材派遣でご支援をしてきました。

士業の世界から医療の世界、そのなかでも医師のサポートを行うというジョブチェンジは、大胆で、異質なものと感じられるかもしれませんが、私としては「専門家」への支援ということで、実はそれほどの違和感を覚えることはありませんでした。

たまたま私の母親が看護師であったということもあり、医療業界には少し興味があったというのもあります。

ただこの時に私が考えていたのは、自分のキャリアをどこでどう活かすか？でした。もともと営業職が長く、マネジメントや経営も経験させていただきました。

トップセールスとして支店の売上を飛躍的に伸ばしたり、取締役や社長として会社全体の運営にも携わってきましたので、もう一度スタートラインに戻り、イチからチャレンジしたいという思いがあり、新しい領域で、再度、自分のスキルや経験を試したかったのです。

結果的には、医療業界に飛び込んで、本当に良かったと思っていますし、実はこれ、ビジネス的な面だけではなく、むしろ日本人として、日本国民の１人として、医療を知って良かったと思っているのです。

本項のタイトルにしましたように、私は医療を学び、日本の医療制度や医療体制を知り、現場で奮闘する医師たちと接すれば接するほどに、医療は国家の「財産」であると感じるようになりましたし、医療従事者は国民の「宝」と言ってもいいと考えるようになりました。

別におべっかを使っているのではありません。これは「設計」の問題であり、「構図・構造」の問題なのです。経済活動のためにも、国民の健康を支える医療については、多くの人がそう考えるべきだと心から思うようになりました。病人だらけでは経済発展などできるわけがありません。コロナ禍を見れば一目瞭然ですよね。

本来は国民の１人として誰もが知るべき真実ですが、あまりにも浸透していないのが現状です。決していいとは思いませんが、空気と同じように、あって当たり前と思われているのかもしれません。

良くも悪くも日本の医療制度は、医療現場で働く方々の多大なる負担でギリギリ成り立っています。この現実を知っている人は実に少ないのです。その結果として、国民自身が自分で自分の首を絞めるような状態になっているというのが私の見解です。

医師と言えば、お金持ち、高年収で、高い車に乗っているという漠然としたイメージで止まっていたりします。もちろんそういう方もいらっしゃいますが、そういう方ばかりではありません。いやむしろこんな方は少数派ではないでしょうか。医療に、患者に、病気やケガに真摯に向き合っている医師のほうがずっと多いのですよね。

私自身も医療業界に来る前は、そんな軽薄なイメージで止まっていたかもしれません。今思えばとても恥ずかしく思います。

私が今までお会いした医師のなかには、月に当直を14〜15回していた先生がいらっしゃいます。ここでは難しい当直の定義の問題は割愛しますが、要は夜間帯の勤務が月に14〜15回もあったということですね。

別に寝当直だったわけではなく、救急車もウォークインの患者さんも取りながら、病棟での急変にも対応されていたのです。もちろん日勤帯も普通に仕事をしているんですよ。

36時間連続勤務とか、2週間も家に帰っていないとか、そんな話しもよくありますよね。若手時代は、ずっと病院に泊まり込んでいたとか…。

例えば警察官や消防官、トラックやタクシーのドライバー、警備員や土木作業員、ホテルのスタッフやインフラエンジニア、清掃員など、夜間帯の勤務がある職業も少なくはありませんが、その多くが翌日の勤務明けはお休みであることが大半でしょうし、これほどの回数の夜間勤務を担当することはほとんどないのではないでしょうか。

だいぶ改善されつつあるとはいえ、医師の場合は当直明けもそのまま日勤となることも多く、さらにそのまま日勤を終えて次の当直に入ることもありますね。

こんな疲れきった状態で診察しなければいけない医師の心情を思うと、もっとゆっくり休んで、心身ともに溌溂とした状態で診察していただきたいと個人的には思いますけど、それが許されない厳しい現実が医療現場にはあると言わざるを得ません。どう考えたって、医師のためにも、患者のためにも、コメディカルのスタッフのためにも、絶対に適切な労働形態が必要と思います。

これは当然のことながら、医師の皆さんが望んでいるわけではなく、医療機関の人手不足の問題と、高まる一方の医療ニーズの問題、そしてその前提となる医療制度の問題が大きいのですから、個人の医師が何とかできるものでもありません。

それなのに、そこまで尽くしているのに、心無い一部の患者さんは、平気で罵詈雑言をぶつけてくるわけですから、私だったら心が折れてしまうかもしれません。

医療現場がこのままでいいと思っている医師は皆無と言えるんじゃないでしょうか？私もい

いとは思えない1人です。

多くの医療従事者から伺った話しを中心に、一般人の代表の1人として、もっと医療を大切にすべきじゃないかと考えており、これからも強く発信し続けたいと考えています。

とはいえ私には、医療改革に手を貸すような大それたことはできませんけど、個人個人の医師のキャリアの選択肢を増やすとか、キャリアの基本的な考え方を発信するということはできますので、そこをしっかりこなすことで微力ながら医師の皆さんに貢献してまいります。

―コロナ禍で浮き彫りになった医療体制の脆弱性―

未だに終わったとは言い難いコロナウイルスの感染ですが、本当にここ3～4年くらいは世界中の人々がきつかったですね。生活が制限されるし、いくら気遣っても感染は防げない。まだ予断を許しませんけど、一生のうちでもなかなか味わえない困難を経験したと言っていいかもしれません。

最も大変だったのはやはり医療現場で奮闘してくれた医療従事者です。未だに、私たちの何倍もの感染対策をしながら、懸命に診察をして下さっているわけです。私なんぞは自然と頭が下がります。

それなのに自分勝手なクレーマーが出たり、医師やスタッフに暴言を吐いたり、予約を無断でキャンセルする人が引きも切らないと伺います。

これをどう考えればいいのでしょうか？確かに保健所との連携などが上手く進まずに連絡が滞ったり、あまりにも患者さんが増え過ぎて医療機関のキャパシティを超えてしまい、診察しきれなかったという混乱はありました。

しかしそれを怒鳴りつけるとか、暴力に近い示威行為が許されるとは到底思えません。そもそも医療現場で働く皆さんだって限界寸前まで働き通しだったわけですし、そもそも医療制度の欠陥のほうが大きかったりもしますよね。いや、このコロナ禍は想定外のことだらけだったとも言えます。

医師と患者の関係性が悪化することにより、結果的には医師も、患者も、嫌な思いをするだけですし、誰にとってもメリットはないと言えるのではないでしょうか。

ここでは難しいことはさておき、急激に患者数が増えると医療現場の負担は増し、限界を迎えてしまうという、ある意味ではごく当たり前の現実なのですが、身に染みてそれを理解したということは大きいいんじゃないかと思います。喉元過ぎれば熱さを忘れるとならないことを切に願います。

どうしても日本人はフリーアクセスという恵まれた医療環境で生きてきて、医療に求め過ぎてしまう傾向があるということはしっかり認識しておかねばならないと思いますし、誠に僭越ながら、私のように医師と一般人の間にある人間こそが翻訳機能を果たすように情報発信を続けねばならないとも考えています。

医療を受ける立場の人間は、自分勝手や無責任にならず、医療現場を理解する努力をすべきなのは間違いありません。それが医師の過重労働を防ぐことにも繋がりますし、質の高い診察を受けることで患者側にもメリットとして返ってきます。

私たち国民側の権利意識が強くなるばかりで、医療現場や医療従事者は疲弊しているのです。政府も行政も見て見ぬフリです。メディアはセンセーショナルに扱い、医療現場への不信感を高めることの片棒を担いでいます。このままだと私たちは自分で自分の首を絞め続けることになりかねません。

私の主張は、おそらく医師の代弁に近いと思います。このような「理解」が医療現場を助けるのです。だから私は様々な媒体で、医師に成り代わって多くの国民に医療現場の実態を理解してもらうべく発信し続けています。

コロナ禍で私たちが最も学ばなければならないのは、医療資源は「有限」であるということ、医療現場で私たちを診療してくれるのは紛れもなく私たちと同じ「人間」であるということ、この２点ではないかと考えます。

医療現場に丸投げする負担の大きさ

昔は「先生にお任せします」とすることが医療現場では多かったようです。医師側もそれを当然としていた時代がありました。患者側とは圧倒的な知識の差があり、任せきることが最善の選択であったのかもしれません。

しかし昨今では医師側も「丸投げ」されても困ると考えている方が増えてきていますし、患者側もインターネットなどで情報収集をして、医学知識を学ぶことの難易度も下がっています。知識の差が多少なりとも縮まっているのかもしれません。

もちろん医師になるために猛勉強してきた先生方と比較すれば、まだまだ知識の差は厳然と存在していますが、少なくともＱＯＬ（クオリティオブライフ）という観点から、患者やその家族が望む希望を医師に伝え、それも含めた治療方針を医師とともに考えていくように移り変わってきたのは間違いのない事実であるでしょう。

これはより良い治療を受けようと思えば、医師側、患者側にとってメリットの大きい時代の流れではありますが、それに反するかのように、医療現場の負担は大きくなるばかりです。医療機器や医薬品が進化して、昔なら手の施しようがなかった重症でも、今では対応ができるようになったことで、患者である私たちにとっては有難い話ではあるものの、治療費は上がり、社会保険料への負担は増し、医療現場の仕事は激増しています。

この現実のなかで私たちにできることはいったい何でしょうか？

ひとつは予防の意識を持ち、病気やケガをできるだけしないということがあるでしょう。さらに重症化しないように日頃から節制を心掛けるということもあるでしょう。

むしろ病気やケガになる前に医療機関に罹ることも大事な行動と言えるかもしれません。医師もそれを望んでいるでしょう。予防への意識ですね。

どうしてこんなになるまで我慢してたの？もっと早く来れば良かったのに。診察室ではよくある会話のパターンかもしれませんが、早期発見・早期治療は本人のためにも有効ですよね。

医療リテラシー、健康リテラシーを高めることが医療現場への貢献に繋がっていきます。しかしそんな考えを持っている人は決して多くはありません。

いずれにしても、何でも医療現場に丸投げすることを続けていたら、私たち自身にデメリットとして跳ね返ってくる時代です。

自分の身体は自分で責任を持つという意識も必要と考えます。そのために医師を良い意味で利用すべきではないでしょうか？医師と患者は同じ目的を持つ協力者であると私なんぞは思うのです。

—医師の働き方改革は進むのか？—

２０２４年４月から医師の働き方改革がスタートしましたが、果たして上手くいくものやら…かなり不安です。私のような部外者から見ても、これなら大丈夫と納得のできるも

診療に従事する医師は、時間外・休日労働時間の上限時間について、以下のいずれかの水準が適用されます。

複数の医療機関で勤務する場合は、労働時間を通算して計算する必要があります。

水準	長時間労働が必要な理由	年の上限時間
A水準	（臨時的に長時間労働が必要な場合の原則的な水準）	960時間
連携B水準	地域医療の確保のため、派遣先の労働時間を通算すると長時間労働となるため	1,860時間 （各院では960時間）
B水準	地域医療の確保のため	1,860時間
C-1水準	臨床研修・専攻医の研修のため	1,860時間
C-2水準	高度な技能の修得のため	1,860時間

※月100時間未満の上限もあります（面接指導の実施による例外あり）。

医師の健康を守る働き方

厚生労働省「いきさぽ」より

のではありません。実際に知人医師と話しても、苦笑するケースが多いです。

昨今でも度々医師の過労死のニュースがありますが、これを防ぐために労働時間に上限を定めて、適切に時間内で働いてもらうのが本来の目的だったはずです。

ここでは詳しく述べませんが、この上限が過労死水準である80時間の時間外労働や休日労働が認められているんです。普通に考えておかしいです。死ぬまで働けとでも言うのでしょうか？

しかもですよ、条件を満たすと何と過労死水準の2倍まで許されるんです。そして年間の勤務は1860時間って。どこまで負担を掛ければ気が済むんでしょう。政策立案者は腹を切らねばならないくらいの愚策であると考えます。

これで問題が解決されるとは思えませんし、制度が諸々複雑過ぎて医療機関も、医師も、かなり戸惑っているように見えます。

とにかく宿日直許可を取っておけばいいんだという流れになっていて、本来の過労死を防ぐことや、適正な勤務スタイルとは程遠いところで話しが進んでいるように感じられて仕方ありません。どこかの上層部が、若手医師や中堅医師を自分たちの意のままに使ってやろうという魂胆が透けて見えます。

これも高まるばかりの医療ニーズに応えるために、致し方のないところでもありますが、医療現場の献身的な負担を前提とした制度設計では無理が大きく、そろそろ限界が近づいているのではないかと心配になります。

医師の働き方については問題がひとつやふたつではなく、打ち出した政策のなかには素直に頷けるものもあります。

タスクシフトやタスクシェアなどは推進すべきと思いますが、しかし肝心要なところが甘過ぎて、枝葉の議論ばかりが先行しているように思えてしまうのです。このままでは現場がバーンアウトしてしまわないでしょうか。過労死をなくすことに繋がるでしょうか？

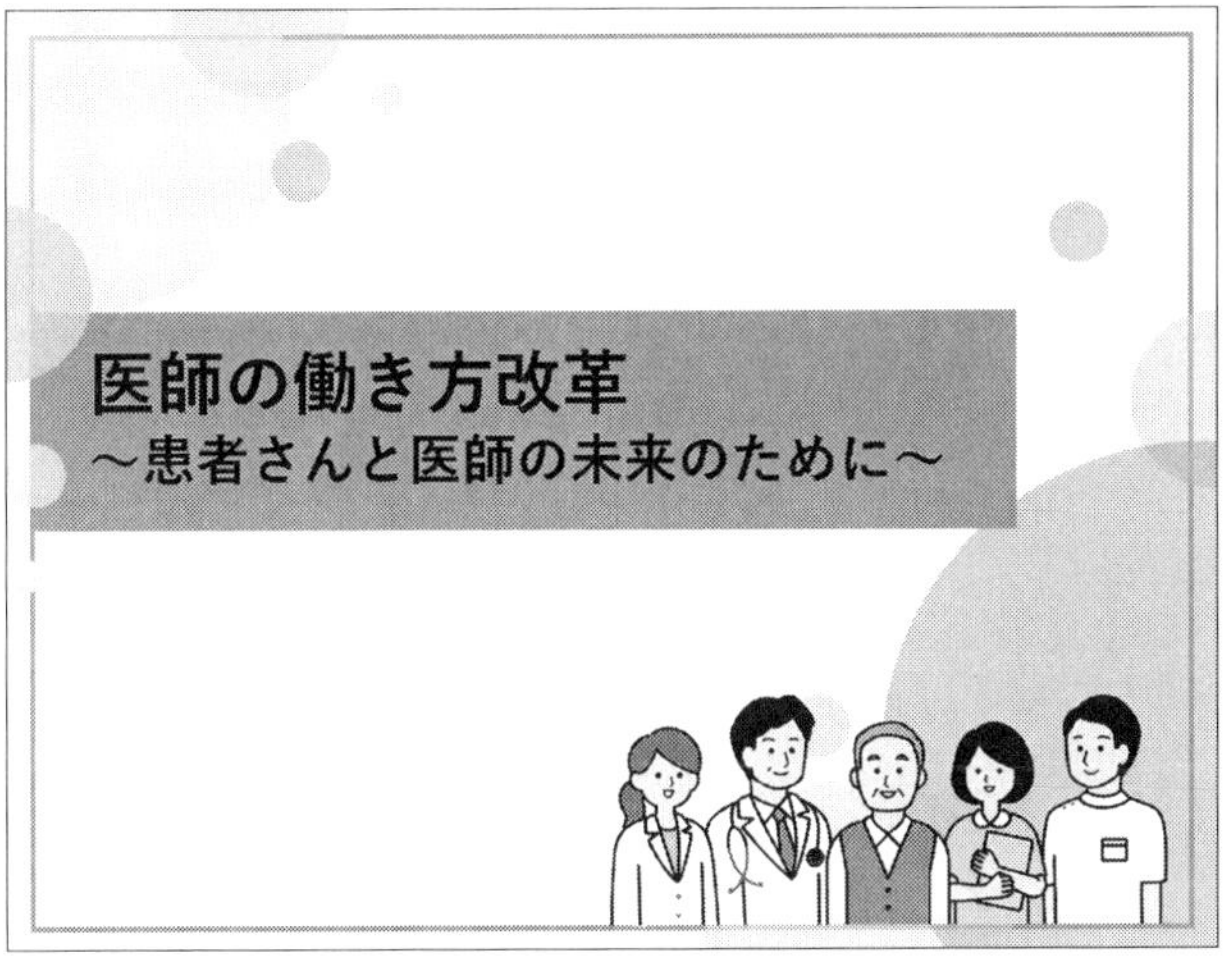

厚生労働省「いきさぽ」より

誰のための医師の働き方改革なのでしょうか？医師の皆さんの働き方が適正化するのでしょうか？さらなる実効策となる抜本的な改革案が待たれます。

―救急車の不正利用、医療訴訟、応召義務―

よく救急車の「たらい回し」などと言われますが、受け入れる余地があるのに断っているならば、それは問題と言えるかもしれません。

しかし受け入れる余地がないとしたら、これは「たらい回し」ではなく、単なる「受け入れ不能」と言わざるを得ないのですよね。

おそらく「たらい回し」と言われて、忸怩たる思いを持つドクターの皆さんも少なくないでしょう。メディアは率先して「たらい回し」と報道し、あたかも医療現場に責任があるような論調で発信します。

いったい何が目的なのでしょうか？私たちを守ってくれる医療現場のモチベーションを下げて誰が得をするのでしょうか？ただ雑誌を売りたいだけなのですか？ネットのプレビュー数を上げたいだけですか？メディアの方だって医療に罹ることはあるはずなのに。

ベッドに空きがない、すでに当直のドクターが他の患者さんを診察中である、当番のドクターの専門が異なっていて対応困難である、こんなケースであれば無理に受け入れるほうが大きな問題となりますし、医療訴訟が増えるばかりの昨今ですから、いくら善意でも、おいそれと手を出しにくいという面も間違いなくあるでしょう。こういう構図も一般社会が医療現場に押し付けてきたわけです。

救急車の不正利用の問題も医療現場への負担となるばかりか、本来救急医療を必要とする他者への思いやりがあまりにも欠けていると言わざるを得ませんね。すでに先行した自治体もありますが、救急車利用の有料化の議論も必要度は高まり、全国各地に広がっていくかもしれません。

タクシー代わりに救急車を利用するような、こんな無責任な、自分勝手な行動で本当に１分１秒を争うような患者さんを後回しにせざるを得なくなるケースは少なくないと思われます。もし後回しにされるのが自分の両親だったらどう思われますか?間接的に人の命を奪うことになるという想像力がないのは問題が大きくありませんか。

昨今の風潮として、自分のことはさておき、声高に人を否定、批判、非難すれば免罪されるような勘違いをしている人が増えているように感じます。

これを医療現場でするということは、人の命を奪うことになるケースだってなくはないでしょう。あまりにも他者への思いやりが欠けていると言わざるを得ません。あえて厳しい言葉を使いますが、その自分勝手な自己主張が間接的に人の命を奪うことになるのかもしれないということを想像して欲しいものです。

　私たち一般人はもっと医療現場を知り、想像力を発揮すべきではないでしょうか。おそらく医療現場で心を痛めているドクターは少なくないでしょうし、無力感を感じて感情を消さざるを得ないと嘆き悲しんでいる医師もきっと多いのだと思います。

　また医療現場や医療従事者を委縮させるも

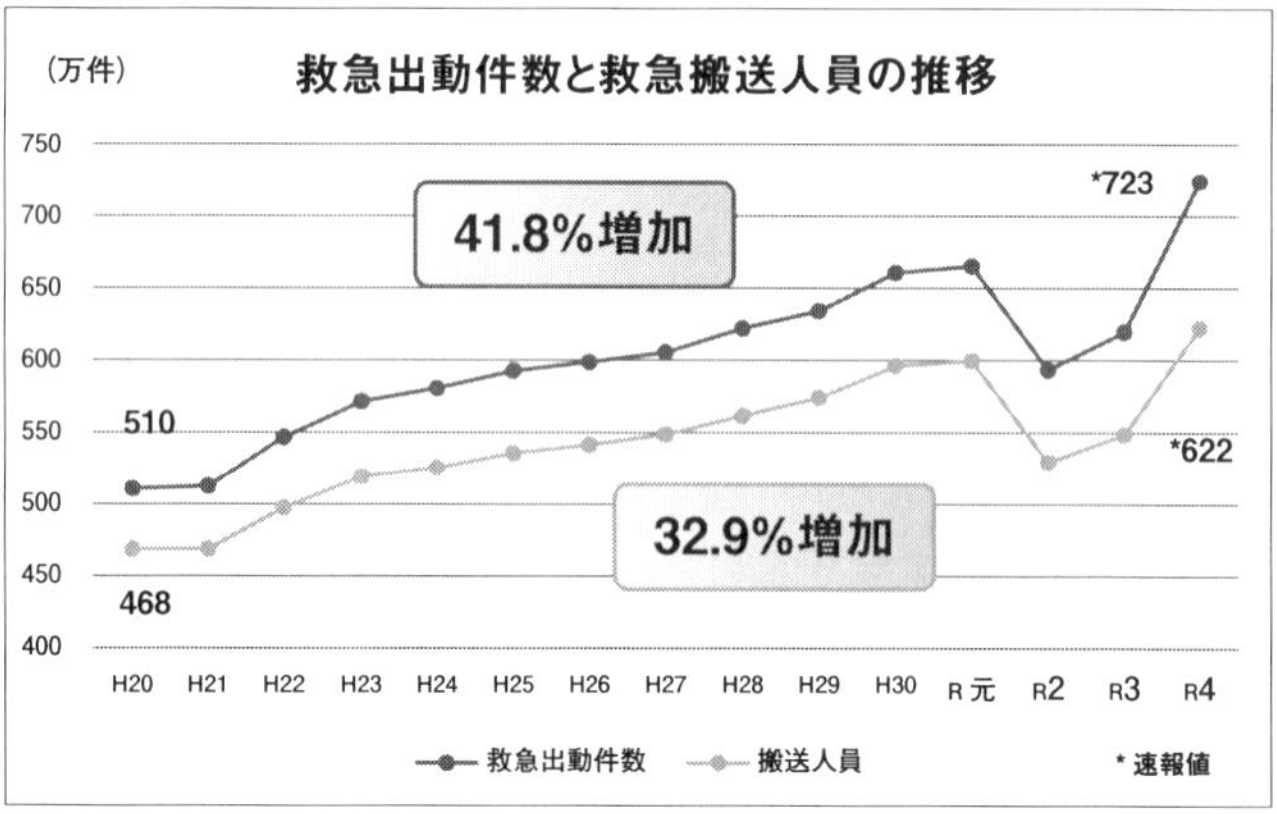

総務省消防庁「救急車の適時・適切な利用」より

のとして、増え続ける医療訴訟もありますね。もちろん医療現場に瑕疵があるケースもありますので、医療訴訟の全てに問題があるとは思いません。

　しかし昨今では驚くような訴訟も少なくなく、案の定裁判では敗訴することが多いですが、稀に勝訴してしまい、それが回り回って医療現場の負担になることも少なくありません。

　人には寿命があるわけですし、老化は誰にだって訪れます。それをまるで商品を壊したかのような勢いで訴訟を起こすのはいかがなものでしょうか？

　万が一勝訴して損害賠償を勝ち取れたとしても、医療業界全体に多大なるマイナスとな

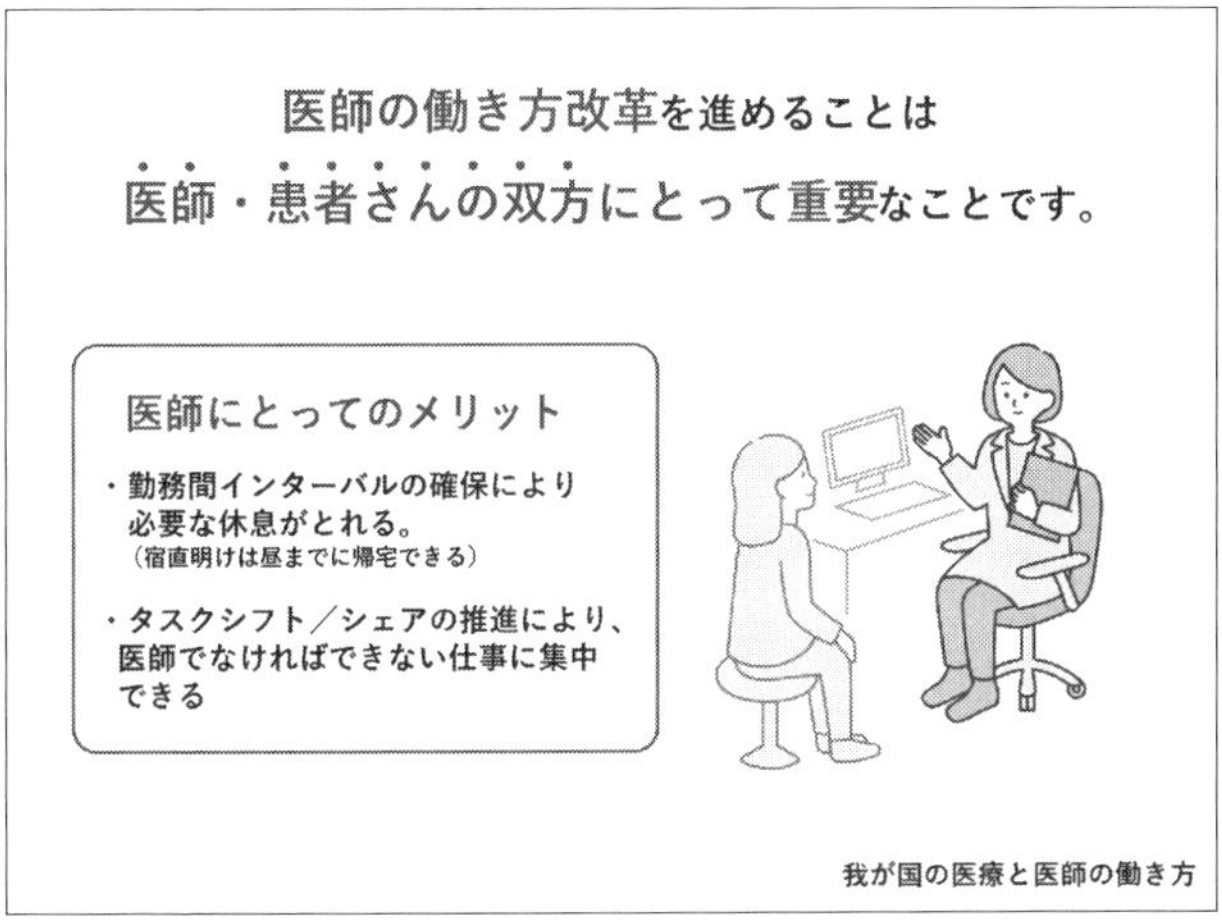

厚生労働省「いきさぽ」より

りえてしまうように感じます。その人は個人として利益を得ても、社会全体として大きな負の影響が出ることを良しとするのでしょうか?未来の我が国の医療に悪影響を与えて何とも思わないのでしょうか?

医療と司法はあまりにも相性が悪過ぎます。司法の判断が日本の医療を委縮させ、結果的に多くの国民を苦しめているケースもあるように感じます。

また医師法19条では応召義務として、診察治療の求めがあった場合には、正当な事由がなければ、これを拒んではならないと定められています。

この正当な事由が縮小解釈されて、今までは求めがあれば何でも診察しなければならないとされてきました。コロナ禍ではこれがクレームの温床となってきたように思います。結果的に厚生労働省から通達が出て、応召義務の範囲が大幅に狭められることとなりました。

ようやく診療拒否ができる要件が明らかとされたのはいいですが、医師によってその対応が様々であることから、まだまだ医療現場では共通認識とされていないように感じます。

ここまで医療現場の負担の要因を見てまいりましたが、あくまでもこれらは一例であり、もっと多くの根本的な要因があります。負担を医療現場だけに丸投げすることなく、私たち一般の国民にもできることはあるはずです。

―患者側である私たちが協力できること―

医療を学べば学ぶほど難しいのは、逆も真なりと言いますか、絶対的な正解が少ないことでしょうか。もちろん科学的に現時点で正しいとされることは正解と言ってもいいと思いますが、そこに患者の生活や性格、望む未来、家族の思いなどが含まれると、急に正解が複数になってしまったり、逆に実現可能な正解がなくなってしまうように感じます。

例えば、前述した救急車の不正利用ですが、これを防止するために有料化するということが数年前から議論となっています。しかし有料化することによって本当に緊急に医療を必要としている人が救急車を呼ぶことを躊躇してしまい命の危機を迎えるなんてことがあるかもしれません。

ワクチンに関しても同様でしょうか。最近は「反ワク」なんて言い方をされて、とにかく科学的な根拠は一切無視して強烈に反対する方も散見されますが、心を落ち着けて冷静に考えれば、接種するメリットと副作用などのデメリットを考えて打つ打たないを自分の責任として決めるしかないと思うんです。打つな打つなと声高に主張することが良いとは思えません。

もちろんそのための正確な情報を厚生労働省や専門家である医師、大学などの研究機関は適宜情報発信しなければなりません。しかし現代のネット社会、調べれば相当の判断材料を手にすることができます。

感情的にならずに、科学的であれば、自ずと正しい判断が下せるようになると思います。もちろん現段階で全てが解明されているわけではないところが医学の難しいところでもありますし、新たなエビデンスが出てくることだってあります。しかし医師は学会などでイチ早く最新情報をキャッチすべく努力してくれています。

私たちは一生の中で必ずと言っていいほどに医療の世話になるわけです。もっと医療に関心を持ち、医療現場や医療従事者の実態を知ることが大事ではないでしょうか？

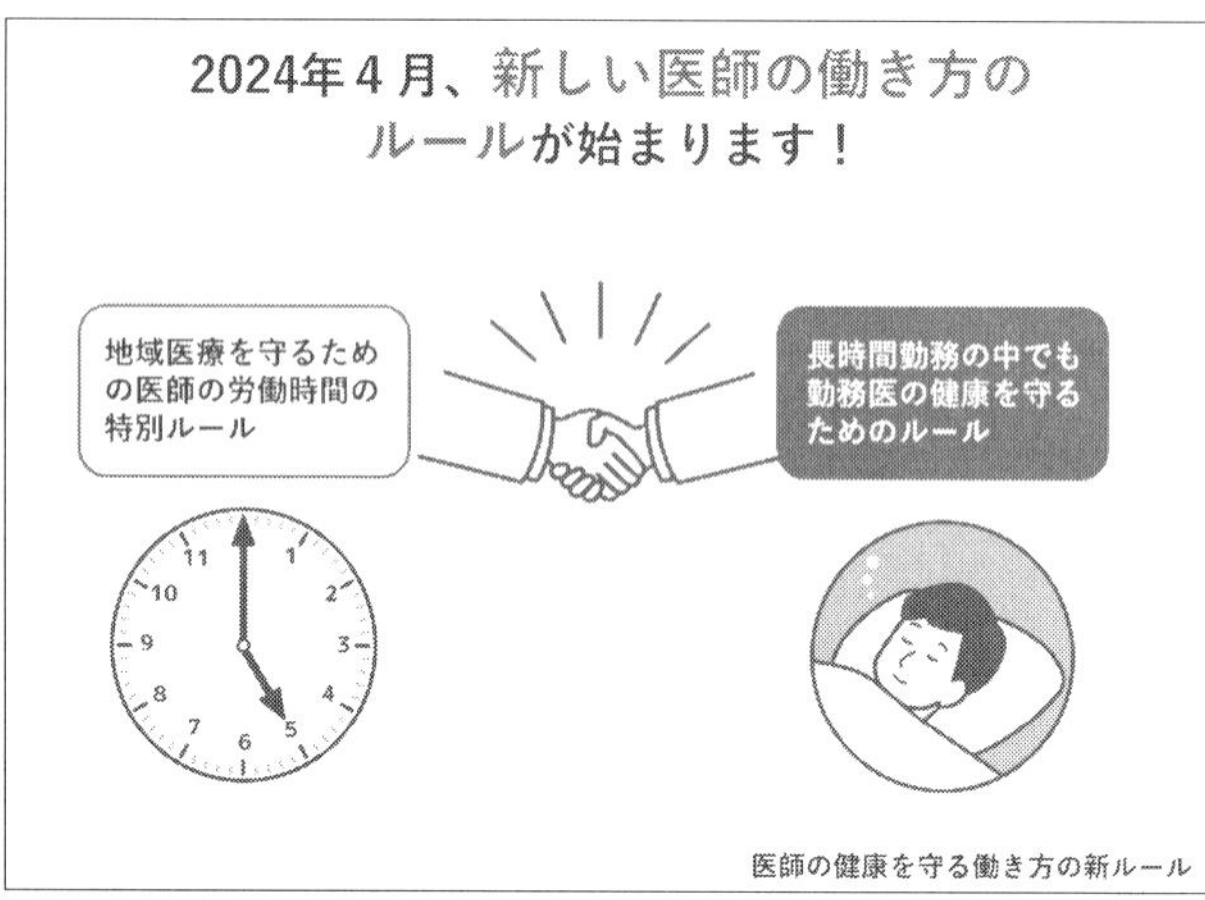
2024年4月、新しい医師の働き方のルールが始まります！
地域医療を守るための医師の労働時間の特別ルール
長時間勤務の中でも勤務医の健康を守るためのルール
医師の健康を守る働き方の新ルール

厚生労働省「いきさぽ」より

それこそが、私たちが医療現場に協力するための第１歩であると強く感じます。知れば知るほどに医療の大切さと医療制度や医療現場の理不尽さを思い知ることにもなると思います。ここをスタートラインとしないと判断を間違え続けて、医療現場の負担が増すばかりではないかと思うのです。

ここまで医療現場を取り巻く現実について、医療従事者でない私が思う事を述べてきましたが、是非とも多くの方々に医療業界を広く知っていただきたいですし、医療現場、医療従事者へのエールを送っていただきたいと考えています。

もちろん私自身はその先鞭に立ってまいりますし、私自身が学んだこと、医師に教えていただいたことも引き続き発信してまいる所存です。

さあここからが本書の「核」となる部分に入ってまいります。こういった過酷な医療現場で奮闘している医師に対して、今後のキャリアや医師人生を今より少しより良くしていく「術」について書いてまいります。

医師の皆さんの未来が明るいものとなるように、キャリアをどう考えればいいのかを思う存分に披露いたします。

第2章

サスティナブルな医師のキャリア

キャリアって何だろう？この問いにパッと回答できる人は少ないかもしれませんね。わかっているようでわかっていないのがキャリアというものかもしれません。

良くも悪くも、私たち日本人は右肩上がりの経済成長を遂げるプロセス段階で、目の前にある仕事を一生懸命こなしていれば、昨日より今日、今日より明日と生活も段々と良くなっていくという時代を多くの人が過ごしてしまいました。つまりキャリアについて特段考えなくても社会全体が良くなるのに個人も引っ張られたと言えるのですね。今はなき、良くも悪くも、いい時代でした。

しかしバブル崩壊以降、経済発展は翳り、それどころか先進国からすべり落ちそうな状況にまで追い込まれてしまっています。

将来設計をきちんとしておかないと近未来が不安だぞ、このままではリスクが高まるばかりだぞ、そんな風潮が年々強くなってきているように感じるのです。

寄らば大樹が通用しなくなりつつある時代でもあります。古い大樹の根っこが腐って倒れてしまうのを私たちは何度もこの目で見てきていますし…。

こういった背景により、私たち個々も人生設計、キャリア設計を考える必要性が高まっているのだと思います。

原則的に、これは素晴らしいことですし、将来への備えを今から準備していくのは我が身を守るためにも必要不可欠であると考えます。

ビジネスパーソンでは「転職」することでキャリアを一新し、キャリアアップすることができます。もちろん必ずしも思うように行くことばかりではありませんし、結果的に失敗に陥ることもあります。

ただ医師と比較して、業種も職種も変えることができるのはアドバンテージであると思います。逆に言うと医師の場合は、仮に転職をするとしても、医師であることを止めるというケースは少ないですね。

専門である診療科目を変える転科や、保険診療から自由診療への転身はありますし、大学病院や自治体病院から民間病院・市中病院への転職、病院からクリニック、自分のクリニックを開業するなど、選択肢はあるものの、臨床医として働くことに変わりはありません。

昨今ではビジネスを手掛ける医師や、産業医なども含めて医師の仕事も多様性が広がっています。とはいえ、まずはど真ん中のキャリアを知り、その上で他の選択肢を検討していくのが最善でしょう。

医師としてキャリアをいかに考えていくべきか。次の職場で条件が上がったという短絡的な視点ではなく、10年先、20年先を見据えてキャリアプランを考えるための契機になるような考え方をこれから書いてまいります。

医師のキャリアを戦略的に考えることこそが、バーンアウトしないための「秘訣」にもなりますし、医師としてサスティナブルに働き続ける「コツ」とも言えるのではないかと思います。

―我が身を守る中長期的なキャリア戦略―

キャリアは中長期的な視点が欠かせません。「今」や「次」が良ければいいという短期的な視点で解決するものではないのですね。引退するまでずっと続くわけです。

私はこの「中長期」という時間軸こそがキャリアを考える際には最も重要であると考えています。キャリア戦略の根幹とも言えるのではないでしょうか。

まずは「キャリア」という用語を定義しましょう。厚生労働省は、「一般に経歴、経験、発展さらには、関連した職務の連鎖等とされ、時間的持続性ないし継続性を持った概念」と打ち出していますが、正直よくわからなくないですか？

私はこれではわからないままスルーされることが多いように感じています。いやこの定義を知っている人が少ないのが現実で、もうスルーされまくっていると言えるでしょうか。

ですから僭越ながら私がズバッと定義します。キャリアとは「スキル」と「経験」です。もちろん公式の定義ではなく、あくまでも個人的な見解ではありますが、厚生労働省よりずっとわかりやすいですよね？

この定義に沿って、過去、現在、未来という時間軸でキャリアを考えることが、実に、とてつもなく、もう劇的に重要なのです。これができればキャリア戦略の半分以上は理解したも同然です。

ちなみにキャリアの語源は「轍」なのだそうです。そう、つまり自分自身が歩んできた足跡なのですね。キャリアは天から降ってくるものではありません。それは「才能」です。キャリアは「スキル」と「経験」なのですから、自分が現場で味わってきたものの集積と考えたほうがいいでしょう。

過去から現在まで積み上げてきた「スキル」と「経験」こそが自分のキャリアです。今あるキャリアをいかにしてより良いものとするのか？ここからキャリアプランという概念が起動します。

現在の自分の状況は、過去からの結果です。これはもう変えようがありません。しかし未来はいくらでも変えることができます。現在の、これからの頑張り次第で今までとは全く違う世界が現れることも少なくありません。

変えられない過去を嘆くよりも、変えることのできる未来のために、現在を生きるべきではないでしょうか。

ではどうやって？これがまさにキャリアプランの考え方です。皆さんはどんな未来にしたいですか？どのような日常を望んでいるでしょうか？

もちろんキャリアには思いも掛けない運命的な出会いなど偶然性がきっかけになることがありますし、必ずしも思い通りに行くことばかりではない…どころか、想定外の出来事は意外と多いです。

「計画的偶発的理論」という言葉を聞いたことがあるでしょうか？これは心理学者のジョン・D・クランボルツ教授が提唱したキャリア理論であり、個人のキャリアの8割は予想しない偶発的なことによって決定されるもので、その偶然を計画的に設計し、自分のキャリアをさらに良いものにしていこうという考え方です。

偶然を必然にする。こんなことが意図してできるものでしょうか？やろうと思えばできそうな気もしますけど、そんなに簡単なことではないと思われます。

そもそもキャリアや人生を見通すなんてことは不可能です。それが面白いところでもあり、難しいところでもありますね。

計画的偶発的理論をどう考えるか、どう活かすかにもよりますし、偶然を計算に入れるのも良いけれども、そこを変に意識するよりも、偶然を思い切り楽しむくらいの感覚を持っていてもいいと考えます。

むしろキャリアプランを、人生を良くするための根っこのように位置付けるのがいいでしょう。キャリアはそれ単体で存在するものではなく、より良い人生を歩むために必要なのですね。そのなかで偶然はある種のスパイスのようなものです。

ある種の運命論にもなりますが、それでも私は幸運を引き寄せる人は「準備」が整っていたと思うのです。

このチャンスがやってきた時に、それをパッと掴めるかどうかは、自分なりの未来像やキャリアプランを持って日々意識できているいることが前提条件ではないかと考えます。

日常的に、こうしたい、こうなりたいという目標を明確にして、少しでも近づくために日々の活動をしているからこそ、今より少しより良い未来が頭に叩き込まれていて、チャンスらしきものが来た時にパッと手が伸びるものだと思うのです。

毎日を惰性的に生きていては、チャンスが素通りしてしまうのではないでしょうか。条件反射的に手を伸ばすためには、やはり日々の意識の高さが必要です。偶然を必然にするというのはこういうことです。

もうひとつ言えるのは、チャンスのドアには取っ手がないということです。こちら側からは開かないのです。ほとんど全てが向こう側から開くのですね。そのドアが開いた時に準備が整っていないと、せっかく開いたドアはパタンと閉じてしまいます。

キャリアシーンで20年以上の仕事をしてきて、私はこのような事例を数多く見てきました。せっかくのチャンスを逃がして後悔している方は少なくありません。あとで、こちら側から無理にこじ開けようとしても、思ったよりもドアは頑丈で、まず開かないのです。でも向こう側からはスッと開くものなのです。

これだからキャリアには「偶然性」と「必然性」が同居していると言えるのですね。偶然性を掴むために必然性を持つ。そんな感じでしょうか。必然性の前提に準備や計画が必要なのです。

これこそがキャリアプランの基礎です。キャリアを戦略として考える際の出発点とも言えるでしょうか。

チャンスを掴めないと「選択肢」が持てません。何もしなければ選択肢は増えてこないのですね。我が身を守るためのキャリアとは、この「選択肢」を用意しておくこと、増やしていくことと言えるでしょう。

「選択肢」がないと主導権が握れないので、誰かの言うがままになるしかありません。この延長上に「社畜」のような、いわゆる「コマ」としか扱われない自分が存在してしまうと言えるかもしれません。

選ぶ余地のないキャリアでは、職場や組織や社会や常識や慣例に翻弄されてしまいます。本来自分が持っておくべき主導権を譲り渡してしまうことになるのです。

他の道が準備されていなければ今ここで踏ん張る以外に選択肢はありません。それ以外の判断材料もありません。

ところが意外なことに医師のような頭の良い方々でも、もともと「選択肢」は豊富にあるはずなのに、それに気づけていないケースが多くあります。これは実にもったいないですし、ひとつ間違えると無理をして過重労働になり、最悪のケースでは過労死に繋がったり、燃え尽き症候群になることもあり得ます。

ではなぜ「選択肢」が見えないのでしょうか？

ここでこの選択肢についてもう少し考察しておきましょう。今、持っている選択肢は過去の決断の結果です。つまり今まで自分が下してきた決断が今の選択肢に現れているのですね。

もし今、他に選択肢がないとか、二者択一でいずれかを選ばなければならないという状況であれば、それはある意味ではすでに自分が追い込まれていると言えるでしょうか。もしかしたら今までの決断に問題があったのかもしれません。

過去は今さら変えようがないのですが、今後のためにも今までの決断が良かったのかどうかを振り返ってみるのも大事なことだと思います。自省こそが自制に繋がっていきます。やはり片道切符は避けるべきです。将来の選択肢を狭めるような決断はできるだけしないほうがいいでしょう。

通常、年齢を経るごとに選択肢は狭まってしまいます。あえて選択肢を減らす決断を取るのは将来の自分を苦しめることになりかねません。できるだけ選択肢を減らさないように決断をするのがおススメですね。

では医師が本来持っている選択肢を見えなくしてしまう要因は何でしょうか？私はそのひとつに大学医局の存在があるように考えています。

―変わる大学医局、変わらない大学医局―

難易度の高い医学部入試に合格して、晴れて医学生となりました。勉強に次ぐ勉強をして6年間の集大成として医師国家試験に挑みます。

大学によって多少異なりますが、トータルとしては合格率が90％を超える簡単な試験じゃないかと揶揄する方もいらっしゃるようですが、いえいえ、ただでさえ偏差値の高い方が難関試験を突破して、6年間ビッシリ勉強してきて、その上で受ける国家試験ですから、普通の一般人の感覚とはベースの前提が全然違うと私は考えています。

医師国家試験を突破すると、研修施設のマッチング先を決めて、初期研修医としての日々がスタートします。晴れて医師としての第1歩を踏み出します。

ひと昔前は、大学病院で研修を受けることが大半だったでしょうか。ところが昨今では民間病院での研修のほうが人気になっています。

新専門医制度は医師を大学に呼び戻すための制度だと言われたりしますが、若手医師の大学離れはそれだけ深刻である証拠と言えるでしょうか。だからこそ日本専門医機構は専門医をエサにして何とか大学に引き戻したいというところでしょうかね。そういう意図がないとしたらアピールが上手ではないと言えそうです。

医学生時代は全員が大学にいたのに、医師免許を取得すると大学から離れてしまい、それが年々増えていくのでは大学としては溜まったものではありません。

このままでは大学病院の運営にも支障を来たすことになりかねませんし、研究や教育にも影響が出てきそうです。いや、すでに問題は山積みと言わざるを得ないでしょうか。

しかし臨床、研究、教育と仕事が多く、そのわりには民間病院と比較して給与は少なく、夜間の当直バイトや休みの日にバイトをしなければ食べていくのも大変…という現実を見れば、これも制度的な欠陥と言えると思われます。個人でどうにかできる問題ではなく、ただ受け入れざるを得ない厳しい現実というところでしょうか。

本来は、大学には最新、最高の医療体制があり、その発信源でもあり、難症例の患者さんも多いことから、経験値を高めるには素晴らしい環境のはずでした。

ところが過重労働と薄給を要因として、大学離れが起きているのは紛れもない事実です。個人的には大学病院で働く医師の給与はもっと上げるべきだと思いますが、その予算をどこから持ってくるか？が難題として立ちはだかります。

在籍医師が少なくなれば、大学医局も弱体化してしまいますので、大学側もただ手をこまねいているわけではなく、様々な対策を打ち始めてはいますが、初期研修のマッチングを見る限りは、まだ改善傾向にはないと…まだブレーキが外れた状態と感じざるを得ません。

体育会系に近い風土とか、臨床以外の仕事が多いとか、教授を頂点としたピラミッド型の組織体制とか、論文の執筆や学会発表などが求められるとか、派遣先病院を転々と動かねばならないとか、他にも要因は多いかもしれません。

こういった事情があるものの大学医局にしかないものがあるのも確かです。臨床は当然のことながら、研究と教育に携わることができるのは長い医師人生の中でも貴重な経験となると思うのですね。

ただキャリア上で見ると、大学医局の在籍期間の長いドクターは意外と視野が狭くなってしまい、選択肢が持てていないケースが少なくありません。純粋培養のキャリアの弊害とも言えるかもしれませんね。どうしてもキャリアの幅という意味での視野が狭くなってしまうことが多いようです。大学以外に行き場はないと考えておられる先生もいらっしゃるくらいです。

医学部以外でも、少子化を背景にして、多くの大学は生き残りを掛けて様々な手を打っていますが、政府の無為無策はあまりにも責任が大きいのではないかと私は考えていますが、現場の対策もまだまだ功を奏してはいないようです。苦しいところですね。

大学医局も迷走しているのでしょうか?存在価値を見失っているのでしょうか?すべきことはもうないのでしょうか?このまま惰性で生き残りを掛けていて良いのでしょうか?

医局の問題は別として、個々の医師がそれに翻弄されるのはもったいないです。主導権を握ってご自身のキャリアを切り拓いていきましょう。

歯科業界では、医局と医局外の垣根が低く、出たり入ったりがわりと自由であると聞いたことがあります。もしかしたら医科の大学のなかでも、こういう戦略で医局員確保に動くところも今後出てくるかもしれません。

大学医局でしか積むことができないスキルや経験は確実にあると思いますから、もうこれ以上は学ぶことがない、完全にやり切ったというところまで頑張るのもひとつの手です。ただ退局するにしても中長期的なプランがないと安易な決断をしがちなのですね。

そう、そのために必要なのがキャリアプランなのです。退局が目的なのではありません。自分のやりたい医療、成し遂げたいこと、それがあるから本来的には退局を検討できるのです。

手段と目的を見誤ってしまうと結果的に苦

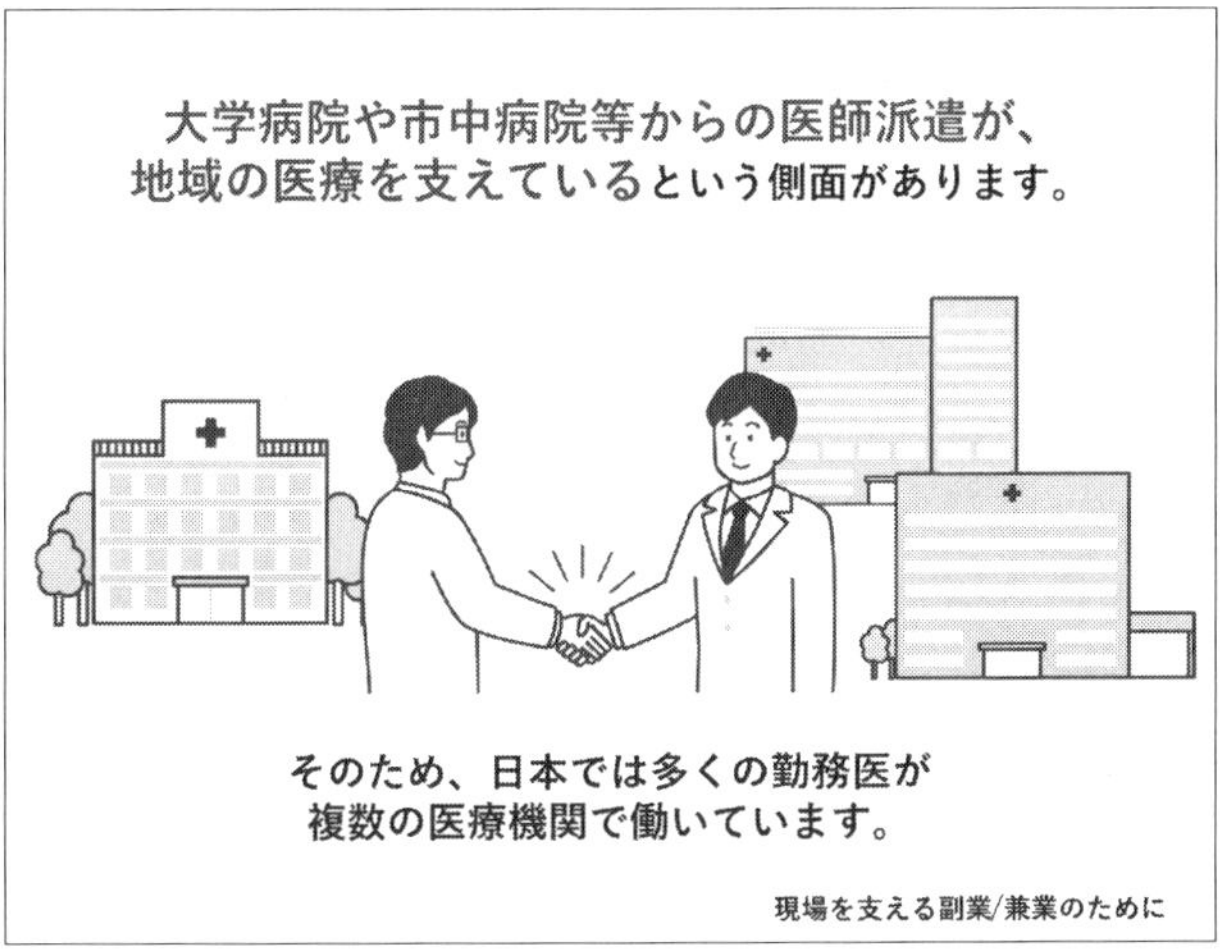
大学病院や市中病院等からの医師派遣が、
地域の医療を支えているという側面があります。
そのため、日本では多くの勤務医が
複数の医療機関で働いています。
現場を支える副業/兼業のために

厚生労働省「いきさぽ」より

しむことが少なくありません。自分は何がしたいのか？どうなりたいのか？問うべきはここなのですね。これが明らかになってこその手段の実行です。

着地点が見えないままに飛ぶってかなり恐ろしいことです。キャリアシーンでも、おぼろげながらでも着地点を見通した上でジャンプするのがいいですね。何ごとも準備と計画が大事です。何かしたいこと、やりたいことがあるからこその退局です。これも選択肢を考えることのひとつですね。

―医師の待遇は下がるのか？―

大学病院と双璧に忙しいのは自治体病院でしょうか。いわゆる国立、県立、市立などの公的病院ですね。3次救急を担う医療機関が多いですから、私たち国民にとってはなくてはならない存在です。最後の砦みたいなものですからね。

医師にとっても経験を積むという点ではプラスになるケースが多いでしょうが、民間病院と比較すると、大学病院も自治体病院も給与面では劣るケースが少なくありません。これをどう考えればよいのでしょうか？

キャリアを「スキル」と「経験」と定義する私から見ると、大学病院や自治体病院での勤務経験は確実に将来的にはプラスになると考えています。多くの症例経験を積みながら、最新医療に携わることができますからね。それをいつ、どのような形で活かせば良いのでしょうか？

しかし、万が一その勤務中に、過重労働で心身を痛めつけることになったり、収入を補うためにアルバイトに精を出し過ぎて身体を休める日が確保できなかったりするのであれば、これはメリットの裏にある大きなデメリットを抱えてしまうことになりかねません。

若い時分はそんなもんだと昭和を生きてきた世代はつい考えてしまいがちですが、そういう時代は完全に過ぎ去ったと考えたほうが無難です。そもそもが制度的な欠陥なのですから、この制度にメスを入れるべきではないでしょうか。

時代の全体的な流れとしても、社会保険料の増加は目に余るものがあり、厚生労働省や財務省は抑制の意思が強そうです。しかしこれは医療現場の責任でもないし、患者の責任でもないように感じます。

医療の進化がコストアップ要因であり、医療機器にしても、医薬品にしても、疾患によっては大変に高額の費用が掛かることも少なくありません。先日もアルツハイマー病の治療薬であるレカネマブが年間２９８万円で厚生労働省の中央社会保険医療協議会で承認されたとニュースになっていましたが、一般的な感覚では高いと思っちゃいますよね。

もちろん製薬メーカーはそれだけの開発費を掛けているので回収せねばならないという事情は理解できますが、そもそも軽度の患者さんが対象で、抜本的な治癒が期待できるものでもない薬にそこまで掛けるのはいかがなものだろうかとつい考えてしまいます。

現代を生きる我々の死生観の問題でもあり、人生観とも言えるのかもしれません。人はいつか死にますけど、それを本当の意味でどこまで理解できているのやら。

無駄な延命治療は考えものですよね。こんなことを言ったら怒られそうですけど…。難しいですね、無駄なのか無駄じゃないのかは。個々それぞれの価値観でしょうが、差異は大きそうです。老衰は病気ではないし生物としての自然の摂理です。そこまで医療が責任を負うべきなのでしょうか?それによって莫大な社会保障費が掛かることをいつまで許容できるのでしょうか?

限られた予算の中でコストアップするものがあるのならば、どこかにしわ寄せが来てしまうでしょう。

国家財政全体が厳しい中で、社会保険料を増やすことができないならば、現状の予算でやりくりせねばならず、あちらを立てればこちらが立たない。そういう点で医師の待遇は下がらざるを得ないだろうとお考えになる方は多そうです。

ただ私自身は医療という存在自体が、そう邪険に扱えるものではないと考えていますし、まして医師は医療現場では中心的な存在になるので、それほど下がることはないと予想しています。

もちろん個人的見解ですので、実際にどうなるのかはこれからを見てみないと何とも言えませんが、社会全体と同様に右肩上がりという可能性は今のままではあり得ないでしょうけど、大幅に下がることも考えにくいのではないでしょうか。

むしろ考えるべきなのは、全体として上がるのか下がるのかではなくて、個々それぞれがどうなるか？ではないかと考えています。

おそらく全体の傾向とは別に、待遇が下がるドクターもいれば、キープするドクターもいて、なかには相当に上がっていくドクターもいらっしゃるのではないかと思うのです。

自分自身がどこに当てはまるのか？これは専門によっても、診療科目によっても、在籍する医療機関種別によっても、診療する地域なども含めて、様々な要因によって異なるでしょうし、待遇を度外視してもやりたいことを貫き通す医師もいらっしゃると思うのですね。その点では個々の選択となるでしょうか。この選択自体も中長期的なキャリアを考える上で重要な分岐点となりそうですね。それこそが戦略論と言えそうです。

もうひとつ述べておきたいのは、いわゆる医局派遣と呼ばれるものです。大学医局に在籍しながら、自治体病院や研究機関や民間病院で働くということの制度。

ここにメスを入れないと、医師の働き方改革は機能しないと考えます。雇用主や指揮命令者が明確でないと医療現場は混乱するのではないでしょうか？数年前に労働者派遣がトラブルの温床になったのと同じ構図のような気がします。

大学医局と関連病院、医師の派遣ということの構図自体が不正の温床にもなりかねないように感じますし、そういった過去があったのも一部では事実でしょう。

医師を派遣して欲しい民間病院がある限り、大学医局側としては応えねばならないのかもしれませんが、医局自体が医局員を減らしている中でもありますし、果たしていつまで持つのか？戦々恐々とするところもありますね。

結局のところ、突き詰めると「我が身を守るのは自分だけ」ということです。だからこそそのキャリアプランです。キャリアに戦略が必要なのです。自分自身がどんなキャリア志向を持つのかによって未来は大きく変わってくるのです。

少しずつ核心に近づいてまいります。

―キャリアの４ステップとは？―

私はもう10年以上前から、医師もキャリアプランを　持ったほうがいいですよと情報発信を続けてまいりました。

少しずつ、段々と、浸透してきている実感はありますし、医師と面談する際にキャリアプランの話しになって盛り上がることも増えてきています。

これは大変に嬉しいことですし、キャリアの失敗を防ぐことができた医師が増えるのは感無量です。

ただそれに甘んじることなく、さらにわかりやすい、そしてキャリア設計にプラスとなるものを考えていかねばならないという責務もあるように勝手ながら感じています。

そこで考えたのが、「キャリアの４ステップ」という概念です。無から有を生み出したとまでは言えませんが、おそらく私のオリジナルだと思います。

では前述したように、過去・現在・未来という時間軸の発想はキャリアを考える際には欠かせない考え方です。

過去の集積としての現在があります。それを今後いかにしてより良いキャリアにしていくのか？そのプロセスを明示したものがこの「キャリアの4ステップ」です。

第一段階は「キャリアドリフト」です。これは神戸大学大学院の金井壽宏教授が提唱するキャリア理論のひとつであり、自分自身のキャリアの道筋を詳細に決めることをせずに、時には起こる変化を享受し、自然の流れに身を任せながらキャリアを歩んでいくという考え方です。

ドリフトを直訳すれば、「漂流する」ということですが、私はキャリア上では、多様な経験値を身に付けるフェーズというように考えています。

若いうちの苦労は買ってでもしろ…なんて言うと今の若い方には敬遠されそうですが、別にあえて苦労をするということではなく、いろいろやってみたほうがいいんじゃないですか？というシンプルな発想です。

それこそやってもやらなくてもいいのであれば、取りあえずやってみるというスタンスのほうがキャリア上では絶対にいいと思うんです。

医師の世界で言えば、例えば内科の医師が皮膚科や耳鼻咽喉科のクリニックでバイトをして他科の診療経験を積み上げておくとか、急性期病院で常勤で働く医師がバイト先で訪問診療を経験しておく、大学病院で働く形成外科医が美容外科で働いてみるなどが該当するでしょうか？

もちろんご自身の専門とは異なる分野ですから、勤務先の体制がどの程度整っているのか？教育をする体制があるのか？などの課題はありますし、それが将来に活きてくるのかどうかはその後のキャリアによっても変わってきますので、必ずしもなければならないものでもありません。

しかし「やった」からこそわかるというのが大きくて、意外と自分に合うんだなとか、逆に全然合わないなとか、それがわかるだけでも価値はあります。

キャリアを「スキル」と「経験」と定義するなら、このキャリアドリフトのフェーズは重要性が高いと言えるでしょう。

第二段階は「キャリアアンカー」です。これはアメリカの組織心理学者でマサチューセッツ工科大学経営大学院の名誉教授であるエドガー・シャイン氏によって提唱された概念です。個人がキャリアを選択する際に、自分にとって最も大切で、これだけはどうしても譲れないという価値観や自分の「軸」を指します。

アンカーとは、船の錨の意味であり、職業人生の決断の拠り所となるもので、生涯にわたってその人の重要な意思決定に影響を与え続けるとされています。

第一段階の「キャリアドリフト」によって得た多様な経験を元にして、自分ならではの確固たる価値観や判断基準を見い出し、それが「キャリアアンカー」と繋がっていくのですね。

あくまでも主体は「自分」ですから、他の人と同じようなものを考える必要はありません。自分自身が譲れない価値観や判断基準を持つことが重要なのです。

医師の世界で言えば、例えば三度の飯より内視鏡検査が好きな消化器内科医とか、手術をしている時間は圧倒的な集中力が持ててやりがいを感じる外科系医師などが当てはまるでしょうか？

もちろんテクニカルなものだけでなく、情緒的な価値感を含んでもいいと思います。患者に徹底的に寄り添う診療を好むとか、不要な薬は出さない方針で診察するなどですね。

私は「キャリアの4ステップ」のなかでは、このキャリアアンカーが最重要と考えており、これが明確にならないと、第三段階である「キャリアプラン」に悪影響を及ぼしてしまうと考えています。

しかし人間というのは難しいもので、これが自分のキャリアアンカーだと思っていたものが、数年後に全く変わってしまったりもするものです。価値観が変われば、その先の望むものも一新しますよね。

ですから「キャリアの4ステップ」はこの第一段階のキャリアドリフトと、第二段階であるキャリアアンカーのフェーズを、何度も行ったり来たりしながら、徐々に固めていくのがよろしいかと思います。それこそ数年計画でキャリアプランを見い出していくのも良いと考えます。

第三段階は「キャリアプラン」です。こちらはキャリドリフトやキャリアアンカーと比較するとポピュラーですね。何となくでも意味合いは多くの方が理解していることと思います。自分自身の仕事や働き方について、理想の将来像を明確にし、実現するために立てる計画のことです。

自分の「キャリアアンカー」を実現するために、どんな計画を立てればいいのか？答えはひとつやふたつではありませんし、答えがない時もあると思われます。

安易に正解を探すのではなく、常に問い続けて、これでどうだ？これでいいのか？と挑戦し続けることが肝要です。

簡単にキャリアプランを手に入れて、次から次へと実現していけるなら、誰だってそうするでしょうし、そこに高い価値はありません。難しいから、できる人が少ないからこそ希少価値が出てくるのだと思います。

ひとつ注意しなければならないのは、一足飛びに実現を目指すのではなく、丁寧にステップを踏んだほうが良いということです。

例えば身に付けたい何らかの手技があるとします。ある病院に行けばそれが身に付けられる可能性が高い。

でもその病院は医師に人気のブランド病院で、今の自分の「スキル」や「経験」では採用される見込みは高くない。なので誠に残念ではあるけれども断念せざるを得ない。

ここで諦めてしまったらキャリアプランをなきものにすることになりますし、違うプランに変更せざるを得なくなります。もちろんそれも選択肢ですし、それでいいなら誰も何も言う権利はありませんから、ご自身でご判断下さいという話しです。

しかし何とかその病院に入職して、その手技を身に付けたいならば、段階を踏んで、自らの「スキル」や「経験」を高めてチャレンジしてはいかがでしょうか?

その病院に在籍しているドクターの前職などがわかれば、そこで修業を積むことによって挑戦権を獲得できるかもしれませんよね。

このキャリアの4ステップもそうですけど、実現したい何かがあるなら、着実なステップを踏むということも考えたほうが実現の可能性はグッと高まると思います。焦って一足飛びに実現させようとするのではなく、段階を踏んで、少しずつ近づいていくのはサバイバル戦略としても有効ではないでしょうか。

人生の二大失敗要因は「焦り」と「慢心」であると言われます。焦りは若い頃にしがちであり、慢心はある程度の年齢を重ねた頃にしがちではないでしょうか。

私自身の人生を振り返っても、若い頃にはかなりの焦りがあって、もっとじっくりと腰を落ち着けて、時間をたっぷり掛けて取り組めば良かったなと反省するところは少なくありません。焦って結果を追い求めるのではなく、丁寧に、着実にステップを踏むって結構大事なことですよね。

最後の第四段階が「キャリアパス」です。これはキャリアプランで定めた自分の目標に対して、いかにして辿り着くのかという具体的な戦術であり、ルートと言えばよろしいでしょうか？

よしあの山に登ろうというのがキャリアプランであるとしたら、どうやって登るの？どういうルートを選ぶの？どういう装備が必要なの？誰と登るの？という、より具体的な作戦であり、具体的な戦術です。

ここで大事になるのは、選択肢はいくつもあるということです。どの選択肢を選ぶかによって、成功や失敗の確率はかなり異なってきますので、しっかり情報収集をして、適切な判断材料を手に入れたいですね。

ネット上などには、こうすれば成功するとか、100%成功する裏技とか、こんな怪しい文句が多いですが、ハッキリ言って有効なものはほとんどないのではないでしょうか。キャリアは自分の人生を大きく左右しますから、安易な情報に乗っかるのではなく、ダブルチェック、トリプルチェックをするくらいに、慎重に判断材料を収集していくのがいいですね。

いかがでしょうか? このキャリアの4ステップ。過去、現在、未来という時間軸の発想とともに、自分のキャリアをより良いものとするためには、知っておいて損のない概念ではないでしょうか?

そしてもうひとつ私のオリジナルで大事な考え方があります。

まとめ ― キャリアの4ステップとは? ―
キャリアドリフト↓キャリアアンカー↓キャリアプラン↓キャリアパス
＊キャリアプランが見えてくるまでは

キャリアドリフト↓キャリアアンカーを何度も行き来する。

―キャリアプラン３箇条のススメ―

キャリアプランを夢や希望で終わらせてはもったいないです。せっかく立てた目標ですから、実現すべく努力をしたいですよね。そのためには適切なプランを立てる必要がありますし、先のことはわからないといえども、実現した時に充実感と満足感を得られるものとするべきですよね。

そこで私が考えたのが「キャリアプラン３箇条」です。なんて言いながらそんな大層なものではないのですが…。

まずは「中長期的な視点を持ってキャリアプランを考えましょう」ということです。

再三、過去、現在、未来という時間軸に触れてきましたが、この未来は短期的なものだけではいけません。もちろん短期も必要です。あってはいけないわけではないのですが、それ「だけ」ではダメということです。

だってこの時間軸は1年、2年と次々と変化するわけじゃないですか。であれば短期の次には中期があり、中期の後には長期があると考えたほうがいいです。

では中長期ってどれくらいが適切か？ですが、私は「10年」という単位で考えるのが適切であろうと考えています。

10年より長いとそれは夢や希望に近くなってしまい現実味に欠けてしまいます。また3年や5年ではプランというよりキャリアパス、つまり具体的な目標となってしまうのではないでしょうか。

キャリアプランとは夢や希望と、具体的な目標の中間くらいで考えるのが良いと考え、10年という節目がちょうど良いと思っています。

さてお次は「自分らしいオリジナリティを含めてキャリアプランを考えましょう」です。

右肩上がりの高度経済成長の頃ならいざ知らず、多くの人が同じものを目指すという時代ではありませんよね。多様性は益々進むと思います。すでに商品やサービスは大量生産、大量消費の時代ではありません。

いかに多様化に対応できるかが企業の業績にも現れています。人材も同様です。医療もQOLを求められるようになり、患者さん1人1人のニーズに応えるのが理想となっていると思われます。

多様化にいかに応えるか？は大きなキーポイントですね。これを個人で考えればオリジナリティになると考えます。

医師の場合も、個々のそれぞれの人生観や職業観をベースにして様々な働き方を模索されていることでしょう。

どの業界でも、10年前とは全く異なる新しい働き方が出てきて、いつの間にかスタンダードが入れ替わっているケースは多いです。テレワークなんてひと昔前には考えられませんでした。

医療の場合は、特に医師の場合は、他業界と比較すると遅れが出ているように感じますが、それでも働き方改革を断行しようとしており、また一方では若手医師を中心に現代流の価値観を元にして今までにない働き方にチャレンジしてもいます。

おそらく2年、3年も経てば、今とは違う働き方が現実化しているでしょうし、何を持って正しい働き方なのかにはとても正解があるようには思えません。次々と進化していくものと思われます。

そこで大事になるのが「自分らしさ」ではないでしょうか？キャリアアンカーでご説明した

ように、これからの時代は自分ならではの価値観や判断基準が益々深く問われるようになるでしょう。

多種多様な働き方のなかで自分が何を選択するのかは、ホント人それぞれであって、モデルケースが喪失した時代と言われるほどですよね。あの先輩のようになりたいというケースはだいぶ少なくなり、むしろ、ああはなりたくないよねと反面教師になっているケースが増えているんじゃないでしょうか？

いや、もちろん模範のように存在する素晴らしい人もいらっしゃるとは思うのですが、ハイレベルなハードワークが前提であったり、その人以外にはとてもできないような卓越したセンスを持っていたりなど、なかなか真似できないケースも多いですよね。

憧れは持てても、現実的に考えた場合に、とても自分にはできない。そんなふうに諦めざるを得ないということも多いように思うのです。

キャリアの振り返りとしては、フェーズフェーズで棚卸をして、これでいいのか？このままで大丈夫か？と、やはり自分との対話をする時間を取ったほうがいいのですが、多忙な医師はなかなか時間が確保できなかったりするものですよね。

自分らしさとは何ぞや？オリジナリティはどこにあるのか？これは日常的に自分との対話を

繰り返しながら、問い続けていく必要があると思います。

そして必要があれば腹蔵なく話し合える第三者や、キャリアのプロなどの見解も得ながら考えるとなお良さそうですね。

最後の3つめは「ライフプランをベースにしてキャリアプランを考えましょう」です。

なぜか我が国では、家庭を顧みずに仕事を最優先とすることが美徳とされる時代がありました。今でもその名残りはありますね。プライベートなどないものとして全てを仕事に捧げるなんて、長い目で見たら弊害のほうが大きいと思います。

すでに知っている人は少ないでしょうけど、昔、24時間戦えますか？というテレビCMがありましたが、普通に考えたら戦えるわけないじゃないですか。でもそういう意気込みが重宝される時代があったわけです。

今の若い方が聞いたらどう思うでしょうか？一部には賛意を示す方もいなくはないかもしれませんけど、多くの方は否定的だと思うんです。時代はこうして少しずつ健全化するのだと思います。

残業代の未払いなんて少し前までは問題視されないどころか、当然でしょという雰囲気であった時代もありました。それが今ではごく一部のブラック企業を除けば、きちんと残業代を支払うのは当然ですし、それが嫌なら業務効率を高めて、残業を発生させない体制を整えるようになり、そういう職場でないと働く人々に選ばれなくもなってきていますよね。

ワークライフバランスが叫ばれるようになり、仕事とプライベート両方の充実こそが相乗効果となって現れる、ワークもライフも満ち足りた毎日を送ろうとすることが一般化してきました。

しかし時代はさらに進み、ワークライフインテグレーションが浸透しつつあります。ＩＴ化が進み、いつでもどこでも仕事ができるようになってきています。工夫次第では効率化が進むメリットがありますけれど、それこそ24時間戦えますか？の時代に逆戻りしかねないとも言えそうです。

また医療のような仕事では、一部オンライン診療を駆使することはできても、患者を診るという点では外来も病棟も医療機関内での話ですから、医療現場にはそぐわないとも言えそうです。

とは言え、こんな時代だからこそ、ライフプランをしっかり考えて、それを実現するためのキャリアプランと考えていかないと仕事のし過ぎで心身を壊すなんてことになりかねないような気がします。

医師の場合は、ワークライフバランスが取りにくいところもあり、ワークライフインテグレーションは非常にしにくいです。それだけにライフプランを前提としたいですね。

ここで余談ですが、「サードプレイス」という概念をご紹介いたします。自宅、職場、それ以外の心地の良い第三の場所という意味合いです。

アメリカの社会学者であるレイ・オルデンバーグが、その著書「ザ・グレート・グッドプレイス」で、現代社会においてはサードプレイスが重要であることを紹介し、徐々に社会に広まってきました。

オルデンバーグ氏は、サードプレイスの8つの特徴として、中立領域であること、平等主義であること、会話が主たる活動であること、アクセスがしやすく適切な設備が整っていること、常連や会員になりやすいこと、控えめな態度や姿勢であらゆる階層の人を受け入れること、機嫌が良くなる場所であること、第2の自宅のようであること、という8点です。

これを踏まえて冷静に考えると、ファーストプレイスである自宅というより、セカンドプレイスである職場からいかに離れるか？単なる物理的な問題だけではなく、精神的な部分や思考という点でも距離を置く必要性が高そうですね。

医師の働き方改革だけではなく、個人個人のワークとライフのバランスをどう取るか？当然キャリア面にも影響しますので、自分らしい最適バランスを見つけるためにも時間が必要となりますね。
以上が「キャリアプラン3箇条」です。サスティナブルな働き方を手に入れるために、自分がどんな将来を手に入れたいのかを考える際には、参考にしていただけると幸いです。

まとめ ― キャリアプラン3か条とは? ―

・中長期的な視点を持ってキャリアプランを考えましょう。
・自分らしいオリジナリティを含めてキャリアプランを考えましょう。
・ライフプランをベースにキャリアプランを考えましょう。
＊医師という職業ならではの特性を踏まえて
時にはサードプレイスでリフレッシュしながら
サスティナブルな働き方を見つけましょう。

第3章

20代後半〜30代半ば、若手医師のキャリアプラン

ここからは年代別にキャリアをどう考えればいいのかを考察してまいります。

私自身にとってもいつか通ってきた道でありますし、弊社の社員は30代、40代であるために彼女たちのキャリアを考えていくためにも振り返りは大事であると思っています。

キャリアに正解はありませんから、あくまでも私の述べる考え方は一例でしかありませんが、一例を知ることによって選択肢が広がるという側面もありますので、先生方がキャリアを考えるきっかけにしていただけたら嬉しいです。

まずは20代後半から30代半ばの若手医師のキャリアについて考えてまいります。

―医師間でのジェネレーションギャップ―

以前にこんなことがありました。１日の私のスケジュールのなかで、午前中に30代前半のドクターと面談、夕方に50代後半のドクターと面談をしたのですが、この先生方は同じ診療科目であり、意外にも目指すキャリアの方向性が、かなり似通っていたのですね。

ひとしきりキャリアや転職の話しが終わった後に雑談をしていますと、若手ドクターはベテランドクターへの文句を言い始めました。世間的によく言う「働かないおじさん」問題のような内容です。

実際に話を聞いていると、私ですらそれはひどいなあ、それで上司面するのは問題だよな、経営陣はそれに気づいていないのだろうか、と思うような話でしたので、よくある内容ではあるのですけど、実際にこういう環境で仕事をするのはキツイだろうなと思ってしまいました。

そしてベテランドクターからは全く真逆の話を伺いました。いかに最近の若手医師はモチベーションが低いか、やる気が見えないとか、根性がない、勉強が足りない…等々。

私も50代ですから、お気持ちはわかりますし、今までそういう社員に困ったことも経験値としてあります。

これは医療業界に限った話ではなく、日本社会のあちこちに散見されるでしょうし、世界的に見てもわりとよくある話なのかもしれません。

4000年前のエジプトのピラミッドの壁画にも、最近の若い奴は…と書かれていたなんて話もあるくらいですから、人間とはそんなもんだと言えるのかもしれませんね。

ただ医師の場合は、若手とベテランの間の乖離が若干大きいように感じます。その要因は様々あるとは思いますし、テクノロジーの発展や医療DX化の流れなども大きそうですが、「働き方」のスタンダードが大きく変わったというところが最も大きいのではないかと感じます。

こればかりはいいとか悪いの問題ではなく、単純な時代の、社会の、医療業界の「常識」の変化なのですよね。

ただ医師たちが一枚岩になり切れないというところは、働き方改革にマイナスに出ているように感じます。

諸外国では医師がストライキを起こす話も聞きますが、我が国ではそういう動きまでは起きないのかもしれません。

医師会も開業医中心で、勤務医の会員は少ないために、働き方改革への提言は目を見張るものがありますが、それが大きなムーブメントになっているとは言えません。

診療報酬の改定などもそうですが、それぞれの置かれた立場によって見解が異なり、このギャップが一枚岩になり切れない要因かと少し残念に思います。

老若男女の医師が同じ目的を持って、同じ方向に走ることができれば、大きな流れができそうですよね。そう簡単ではないとは思いますが…。

―モデルケースの喪失と創出―

世代間ギャップというのは、いつの時代にもあるものでしょうけど、ここ数年の断絶は少し大きくなっているように感じます。今までの常識が共有できなくなっていますよね。

例えば私の年代ですと、若い頃は、5才、10才上くらいまでに尊敬できる上司や先輩がいて、その人の影を追い掛けることで自らを成長させるということがわりとありました。

しかし今の20代と30代では、相当にギャップがあるのではないでしょうか？まして30代と40代、50代なんて言うとさらに大きな溝があると言えるかもしれません。20代と50代となると同じ日本語を話しているのか？と思うくらいに話が通じ合わないケースもあるかもしれません。

このギャップはキャリア上で見ると、ある意味では不幸と言えるでしょうか。キャリアは中長期的に考えたほうがいいのですから、先行して豊富な経験を積みながら生きている先輩医師は、本来は、いいモデルケースになるはずですし、ひと頃はそれが社会全般として機能していたのではないでしょうか。

ところが時代の変化や進化が早くなり、価値観が多様化されて、世代間ギャップが奥深いものとなり、共通理解が薄くなってしまったのですね。それこそ少し上の先輩たちの価値感はもう全く理解不能、違う人種くらいの感覚を持つことも少なくないようです。

この流れには抗えないだろうなと私は考えています。明治維新ではないですが、古い価値観を一新し、ともに新しい時代に足を踏み出したほうがいいとも思います。

もちろん身近に尊敬できるモデルケースのような先輩がいて、その方の背中を見て日々頑張っているというケースは存在するとは思います。しかしひと頃と比較したら圧倒的に少なくなっていることは間違いなさそうです。

であるならば、この流れの先鞭に立ち、自分と対話する時間を増やして、自分の行く末を自分で考える、まさにキャリアを振り返り、現在地点を冷静に把握し、これからどうする？自分は何を目指しているんだ？何を目指すべきなんだ？どうなりたいんだ？と自問自答する必要性が高まっているように思います。

明治維新だって多くの若者が活躍はしましたけど、志半ばで斃れてしまったり、政争に破れて下野したり、欲望に負けて放逐された人も少なくありません。

新しい価値観だから何でもいいわけではなく、歴史の断続性を学びながら、新時代にも適合できる自分を創りあげていきたいですね。

―多様化が進む医師の選択肢―

事実、医師の世界でも、昨今ではひと昔前なら完全否定されるような働き方や、上の世代の先生方にとっては疎ましく感じるような新しいキャリア設計をする若手ドクターも出てきています。疎ましいどころか、羨ましいということもあるようです。

例えば「フリーランス」などがそれに当てはまるでしょうか。昔は相当の少数派だったのが、フリーランスという用語が一般化するとともに、実際に自らの働き方を大胆に変える医師も増えてきているように感じます。

医師の場合は、定期非常勤やスポットだけで勤務したほうが、常勤よりも収入の割が良いというケースもありますので、若手医師や、麻酔科医、美容系の医師などを中心に、フリーランス医師としての働き方が広がりを見せているように思えます。ただコロナ禍でバイト求人が激減した際には苦労した先生も少なくなかったようですが、医療機関と強固な信頼関係を構築している先生はビクともしなかったとも伺います。この良し悪しは個々で判断するしかありませんね。メリットもデメリットもあるのは間違いありません。

またビジネスへの転身にチャレンジする先生も増えています。一部に代表取締役医師と名乗り、かなりの成功を収めた方がいらっしゃって、新たなモデルケースが出てきたことから目標としてビジネスでの成功を目指す先生が急激に増加しています。

実際に１歩を踏み出すところまでは行かずとも、いずれは挑戦したいと思っている先生も多そうです。しかし成功の裏には失敗があり、メディアでは成功は取り上げられても、失敗事例には焦点が当たりません。

私が知る限りでも、数億円の出資を溶かしてしまった先生や、イチ時期は華々しくメディアに取り上げられたけれど、その後は上手く行かず、ひっそりと廃業したという事例を存じております。

群雄割拠のビジネス界への進出は、そんなに甘くないと言えるでしょうか。

ただ失敗事例があるからと言って、最初から諦めたほうがいいという話ではなく、チャレンジする姿勢自体は評価して良いと思っています。

ヘルスケア産業という大きな括りでは、医師だけではなく、上場企業も資金力やマンパワーを背景にして、強力に進出をしている会社もあるくらいですから、今後の産業構造の変化によっては、さらに大きな展開となる可能性もあるでしょうか。

そういったうねりの中で、個人としてチャレンジすることには、もちろんリスクがありますので、誰も彼もが挑戦するようなものではなく、臨床医を続けるほうが手堅いとは言えるでしょう。

そうは言っても臨床のなかでもビジネスに近い領域はすでに過熱状態になっています。まだ世にないものとか、ダイナミックに利便性が高まるものとか、何か新規性が必要なのは言うまでもないでしょうか。

そもそも優秀な方が多い医師ですし、職業柄問題発見をする能力は高いように感じます。その点では、チャンスは決して小さくないとは思いますが、そう甘い世界でもなく、ここでもキャリアと同様に準備と計画が必要不可欠であると言えるでしょう。

―高まる産業医、健診医、美容医療への人気―

ひと昔前までは、言葉は悪いですが、産業医はベテラン医師の上がりのポジションと言いますか、一部を除けば若い先生が望む仕事ではありませんでした。ひと昔前と言っても随分前になりますけどね。

しかし昨今では医師会などの産業医研修は大人気であっという間に枠が埋まり予約ができないほどだと耳にします。また企業へも積極的に営業を掛けて、今までにない提案をベースに依頼を勝ち得ている若手産業医も増えているそうです。

これもビジネスパーソンのメンタルケアの必要性が高まったり、我が国の労働力の縮小が明らかとなることから職場環境の向上が求められてきたという社会的な要請がバックボーンになっていると言えそうですね。

大企業の専属産業医になるのではなく、起業して、いくつもの中小企業から嘱託産業医を受注し、事業として成り立たせている先生もいらっしゃいます。

現在では、若干飽和状態になっており、レッドオーシャンになってきたと言わざるを得ませんが、企業の社員に対する健康管理として、さらなる新展開が巻き起こる可能性はあるでしょうか。

健診医の増加もその流れのひとつと言えるかもしれません。早期発見、早期治療は病気を悪化させないために必要ですし、人間ドックなども含めて、益々重要性が高まりそうです。

またもうひとつの大きな流れとして、保険診療から美容医療への転身があります。これは厚生労働省や医師会、大学病院や自治体病院、市中病院を悩ます大きなムーブメントと言えそうです。

なかには初期研修を終えて、すぐに自由診療へ舵を切る先生もいらっしゃって、病院の医師不足の要因のひとつになっています。

実際に美容医療に転身する若手ドクターからは、当直がない、高収入、勤務の自由度が高い、高齢者医療から解放される、命の掛かるプレッシャーがない、などメリットを多く伺いますが、その裏にあるデメリットはあまり考慮されていないようです。

突き詰めて考えれば、個々の医師の選択であり、それぞれが自身の価値観に照らし合わせて自由に判断すればよいとなるのでしょうが、どんなリスクがあるのか?もし美容医療が性に合わなかったらどうするか?10年、20年先のキャリアはどうか?など、冷静に、中長期的な視点を持ってご判断いただきたいところです。

産業医、健診医、美容医療に共通するのは、オンコールや当直がないという点もありますね。裏を返せばそれだけ夜間の対応は重く、心身への負担も大きいということでしょう。これは個々の医師の問題や、医療機関の問題というよりも、国家として夜間帯の医療体制をどうするのかを本気で考えねばならないと思います。早急に対応せねば、急性期病院を離れてしまう医師は今後も増え続けてしまうのかもしれません。

―FIREを目指す若手医師たち―

昨今では「FIRE」という言葉が市民権を得て、できるだけ早く稼いで、投資に回して、たっぷり資産を貯えた上で、アーリーリタイヤを目指すという風潮が高くなってきていますが、これ、できたらいいですし、私も羨ましくもありますが、相当にハードルが高いものであると思います。

本当に稼げるのか？果たして投資は成功するのか？そう簡単ではありませんし、むしろリスクを考えておかないと数年後に窮地に陥るなんてこともあるんじゃないでしょうか。

投資は、ハイリスクハイリターンであり、ローリスクローリターンです。例えば数億円の資産を作ろうと思えば、リスクを負ってチャレンジするか、たっぷり時間を掛けるかのいずれかしか方法はありません。

ローリスクローリターンを選ぶのであれば、ＦＩＲＥできる可能性は下がってしまうでしょう。とはいえハイリスクを負えば必ずハイリターンが手に入るわけでもなく、そのままリスクだけを背負うことだって少なくありませんよね。

投資や資産運用の是非はここでは割愛しますが、私はキャリアという観点から考えると、最優先とはならないように思います。投資で資産を増やすのもいいですが、それよりも稼げる自分になったほうがいいのではないでしょうか。ただしそれはあくまでも中長期的な視点で考えた場合です。

20代や30代前半の頃に、ある種の欲望を丸出しにして、お金が欲しい、遊びたい、ビッグになりたいと思うのはごく自然なことですし、お金の価値感が高くなっている現状に眉をひそめているベテランドクターだって、若かりし頃にはそんな思いもなくはなかったと思うのです。

若手時代のキャリア全般として、失敗を恐れずにチャレンジすること、キャリアドリフトを多く積んでおくこと、このふたつは避けて通ってはいけないように感じています。

それこそ思いのままに突っ走るのが若手時代ですし、振り返ってみると私自身もそういう傾向にあったのは間違いありません。

ひとつだけ注意すべきなのは、致命的な失敗だけはしないでいただきたいということですね。一生を棒に振るような大失敗は取り返しが付かなくなりますので、小さな失敗、普通の失敗の範疇に収めることが肝要です。一方通行の道ではなく、いつでも逆戻りができる道のほうが大失敗にはならないでしょう。

大事なのは将来の選択肢を減らさないことです。選択肢がひとつしかないとか、二者択一で決めないといけないというのはかなり辛いと思います。

選択肢がないというのは、過去の判断の結果ですから今は致し方ないのです。でも１００歩譲って今はしょうがないとしてもこれからは変えたほうがよろしくないでしょうか。複数の選択肢の中から判断できたほうがよくないでしょうか。

繰り返しますが、選択肢がない状態は苦しいものです。間違っても片道切符で自分のキャリアを狭めるような判断はしていただきたくないのです。次だけではなく、その次は？と考えておくのがいいですね。

若手時代は時間がたっぷりありますから、いろんなことにチャレンジできますし、失敗もそれほどの痛手にはなりません。しかし致命的な失敗は取り返しが付かないことも少なくありませんので、その点だけは頭の片隅に入れておいていただきたいです。

ネット上ではＦＩＲＥした人の話がよく出てきますが、果たして実在するのか？ＦＩＲＥした人よりも、投資に失敗してＦＩＲＥできなかった人のほうが多いように感じます。またＦＩＲＥできた人が、毎日がつまらなくて仕事に復帰したという話も伺いますので、このあたりも自分の価値感が問われてきそうですね。

―専門医、学位は取得すべきか？―

若手医師と面談する際に、時々質問されるのが「専門医はあったほうがいいですか？」「学位はどうでしょうか？」です。

資格に関しては「足裏のコメ粒」なんて言葉をよく使われますね。「とっても食べられないが、とらないと気持ち悪い」という意味です。

私は「絶対に要らない」と思えるならなくてもいいですが、気になるなら取っておいたほうがいいですし、中長期的なキャリアという観点で考えるならば取っておいたほうが有利なシーンは多いですとお答えしています。

特に専門医に関しては学位と比較すればあったほうがいいですね。診療科目にもよりますが、常勤でもバイトでも給与に差が付くこともありますし「箔」が付くということもあります。

ないならないなりのキャリアは築けますけどあったほうが有利になるシーンは少なくありません。

しかしないのが致命的にマイナスかと問われればやりようがあるのも事実です。

このようにどうしても玉虫色の回答にならざるを得ないのですがひと言で求められたら「あったほうがいいです」と答えます。

ただ何を取るべきか?というところも悩ましいところですよね。基本領域とサブスペシャリティのなかでご自身の今後のキャリアにプラスとなる選択をしたいところです。

専門医を複数お持ちの先生も多いですがベテランになると維持の費用がもったいないとか、研修や手術などの実績が確保できないなどの理由でせっかくの専門医を捨てるケースもあるようです。

ですから何でもかんでも専門医を取ればいいというものではなくここでもご自身のキャリア設計、キャリア戦略に合わせて最適なものを取得するのがいいと思います。

また医学博士号、学位については専門医よりもさらに名誉的な位置づけが高まるように感じます。

大学病院や公的病院で院長などの幹部になる際には必須であるとも耳にしたことがあります。

また、ご自分のクリニックを開業する際に院長紹介に「医学博士」と書かれていると良さそうです。

とはいえそれが集患を担保するものではありませんし、学位がなくとも繁盛クリニックを経営する開業医も少なくありません。

結論としてもまさに「足裏のコメ粒」となりそうですが、個人的には「気になるなら取る」というスタンスがよいのではないかと考えています。

〈20代前半ドクターのキャリア創出事例〉

ここではある若手ドクターの事例をご紹介いたします。

弊社にお問合せをする先生方の年代は、30代半ばから50代後半くらいがボリュームゾーンであり、稀に30代前半とか、60代の先生がいらっしゃいます。

ところが20代前半の先生からお問合せをいただきました。

ん？20代前半？まだ医師になっていない？医学生か？それとも単なるタイプミスなのか？

疑問を持ちながらこの方とやり取りを進めてみますと…

「私は医学生です。本来は対象にならないかもしれませんが自分は医師になり、経験を積んだら、自分のクリニックを持つと決めています。国試に受かったら10年後を目途にして開業したいのです。自分のような人間は、今後どんな勉強をして、どのような社会経験を積んでおくといいのか？是非とも開業コンサルタントとしてアドバイスを下さい」。

このようなお話しでした。

おお、学生さんか。私に何ができるかはわからないけれどもこのような熱い思いに応えないわけにはいかない。

そう考えて、１度面談をしました。

第一印象でも、若い！と思いましたけどやはり目的意識がハッキリされている方はすこぶる高い情熱をお持ちです。

ざっくばらんな話しではありましたけど質問項目をまとめてきており、次から次へと質問をされます。

私もその熱心さに心が奮えてできる限りのことをお伝えしました。

それをまた熱心にメモを取っておられこういう方こそ開業医として成功して欲しいなと率直に思いましたね。

少し前に、今は某大学で初期研修を受けていますと連絡をいただきました。経験を積んで、あと数年したら開業支援のお声が掛かるかもしれません。

その一方でこんな事例もありました。

初期研修医明けの若手ドクター。お会いした際には何だか相当に疲れているご様子です。聞けば、産婦人科医として月に14〜15回の当直をしており、当直明けも普通に日勤の勤務をしていて、憧れて選んだ産婦人科医だけど、もう限界が近づいているとのこと。そりゃそうですよね…。

この先生は「もう医者を辞めたいです」とまでおっしゃいます。

共感しつつお話しを伺いながら私にできるのは選択肢を提示することかと考えて…

産婦人科医でも適切な働き方が可能な施設もあることとまだお若いので転科という可能性もあること医師は素晴らしい職業なので何とか続けて欲しいこと、をお伝えしいくつかの事例をご説明しました。

少し気が和らいだのか、段々と笑顔も出てきてリラックスして下さり、その日はホッとした表情でお別れしました。

それから数か月後、あえてどんな決断をしたのかは述べませんが新たな医師人生を踏み出し始めて、今はよい環境で仕事をしているとご連絡をいただきました。

それが私がお話しした選択肢のひとつだったので少しはお役に立てたかと私も安心しました。

ビジネスには結びつきませんでしたけど私のように苦しんでいる同僚も少なくありませんので是非ご紹介させて下さいとおっしゃっていただきました。

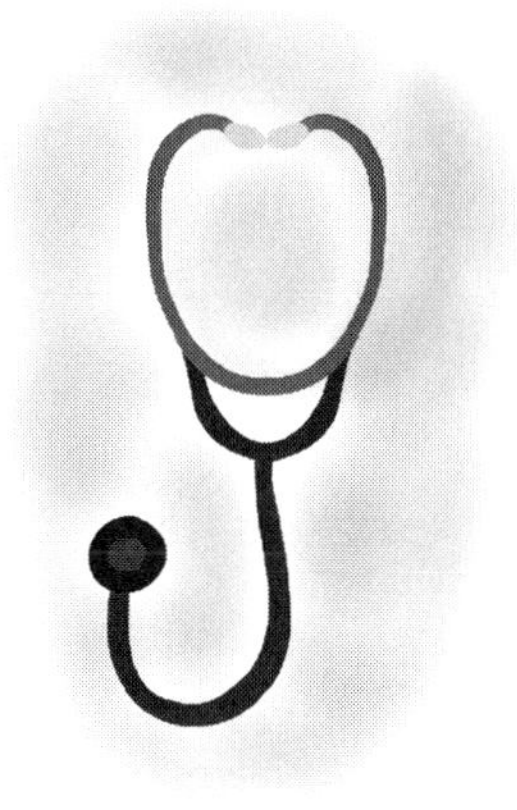

第4章

30代半ば〜40代前半、中堅医師のキャリアプラン

若手医師のフェーズから次に30代半ばから40代前半の中堅医師について考えてまいります。医師のキャリア設計としては、私はこの年代が最重要であると考えています。実際に、私自身のキャリア人生を振り返ってみても、飛躍的な成長であったり、ターニングポイントと言えるようなトピックスがあったのは、この年代での重大な分岐点であったと感じています。

私は今もハードに働いていますけど、この頃は今以上に必死こいて働いていたように思います。当然、今と比較すれば知識もノウハウも不足していたのですが、それを活動量や熱意、誠意でカバーしようとしていたのかもしれません。

ちょうど結婚の時期とも重なったこともあり、それも輪を掛けて頑張る理由のひとつでした。すぐに娘が産まれましたのでモチベーションはMAXでした。

まあ個人的なところは別として、キャリア論としてもこの時期の重要性はすこぶる高いと考えます。

それはなぜか？というところから話を進めます。

―本当のキャリアプランはこの年代から―

前述した「キャリアの4ステップ」を思い出して下さい。キャリアドリフト↓キャリアアンカー↓キャリアプラン↓キャリアパスというそれぞれのフェーズとこの「順序」が大事であり、何度もこのステップを回していくことで「キャリアプラン3箇条」を実現できるようになると私は考えています。

そして20代後半から30代半ばの若手医師時代は、その多くがキャリアドリフトであると言えると思います。どんどん経験値を積み上げていくことが肝要ですよね。多様な経験って長い人生のどこかで必ずと言っていいほどに役に立ったりするのが面白いところです。

それを踏まえてこの30代半ばから40代前半というフェーズは、キャリアアンカーを確立させて、キャリアプランを見い出すのに適した年齢ではないでしょうか。

なおかつこの10年間の頑張りは、その後の40代半ば以降を決定づけることも少なくありません。少なくとも私自身のキャリアでは、この時にしておいた貯金が活きているように思うんですね。あとは減ったり、増えたりを繰り返していて、トータル金額はさほど変わりがないのが残念ですが…（笑）。

ただ確固たるキャリアプランを手に入れるところまでは行かなくてもいいと考えています。むしろ「意識」の問題ではないでしょうか。

そろそろ医師としての到達点を見い出したいぞ。そのプロセス段階としては、こんなルートを通ればいいんじゃないか。

このように熟慮していく年代と捉えてもいいのかもしれません。別にキャリアプランを見い出すのに、早過ぎるとか、遅過ぎるとか、そんなことはありません。

なかには20代そこそこでしっかりしたキャリアプランを持っている方もいますし、逆に50代になっても悩みながら毎日を送っている方もいます。

キャリアプランを持つ最大のメリットは、目標が明確になることによって毎日の仕事に「張り」が出ることではないかと思います。

なりたい自分、あるべき自分が明確になり、そこに到達したいと思えば思うほど、日々の小さな業務に対しても真剣みが上がりますよね。何をすべきか、何に力を入れるべきかを考えるようになるのかもしれませんね。

ただもう少し深掘りしたいです。仮に目標があっても目的がなければ、達成しても満たされないのではないかと思います。目的があっても目標がなければ具体的な行動に結びつきません。目標と目的はセットみたいなものではないでしょうか。キャリアプランもお題目だけじゃダメということですね。どこに行くのか？なぜ行くのか？どのように行くのか？どの速度で行くのか？

プランを、目的と目標という両面から考えると効果はさらに上がっていくと思います。別にキャリアプランを達成できなくても、キャリアを意識し、具体的に行動を起こすのであれば、もうそれだけで充分に価値があると私は考えます。でもこれくらいの思いを込めて日常の仕事をしていたらキャリアプランが全く実現できないなんてことはありません。少なくともそれなりに近づくのは間違いないでしょう。

30代半ばから40代前半の先生は、少しでもいいからキャリアについて考えてみませんか？良いことを始めるのに遅過ぎるなんてありませんよ。

―新たな職場を探すためのキャリア論―

キャリアプランを実現するために、わざわざ新たな職場を探す必要はありません。つまり転職ありきで考える必要はないのですね。

ただ選択肢としては持っておいたほうが自分の自由度が上がりますし、選択肢のない人生はキツイです。

どんな時でも複数の選択肢を自分に与えておくことがキャリア上でも、人生においても有効ではないでしょうか。

さて転職について申し上げますが、あくまでも転職は「手段」です。大事なのは「目的」です。何らかの目的を果たすために転職という「手段」を実行するのです。

ここを見誤ってしまうと、転職自体が目的化してしまい、結果的には前の職場のほうが良かったとか、転職しないほうが良かったなんてことになりかねません。

よく隣の芝生は青く見えると言われますが、今が嫌だ、もっとよい世界があるはずだという転職活動は避けたほうが無難です。必ず実現したい「目的」を持って転職を検討し始めることをおススメいたします。

そしてこの「目的」こそがキャリアプランに関わるのではないでしょうか？

マラソンに例えますと、４２，１９５km先のゴールに向かって走るのですよね。その途中途中に、５km地点、10km地点、20km地点と「目安」があり、自分のペースと心身の状態を冷静に振り返りながら、オーバーペースにならないよう、完走できなくならないよう、レースのなかでひとつでも順位を上げられるように走り続けるのがマラソンの醍醐味ではないでしょうか。

マラソンをそのままキャリアに当てはめることはできませんが、かなり似通っているとは思います。

難しいのはゴールの設定です。４２，１９５km先が、キャリアの場合はどこにあるのかわかりません。ゴールがどこにあるのかわからないのですね。しかし走り続けないといけないのです。

でもこれはデメリットばかりではなく、いかようにでもゴールを変更できると考えれば、むしろマラソンよりもやりがいがあるとも言えそうです。

キャリアプランを最終的なゴールとだけ捉えるのではなく、５km、10kmのように刻んでいけばいいんじゃないでしょうか。

3年後にこうなる。5年後にはこうなる。10年後にはこうなる。その延長上で最終形としてはこうなりたい。このような考え方ですね。

マラソンと違ってゴール地点は変更可能なわけですから、自分の小刻みに設定した通過地点に応じて、必要があれば職場を変えてもいいでしょう。でも必須ではありません。

キャリアプランという将来設計に必要なら転職を検討してもいいとは思いますが、どこかに自分に合う職場があるはずだとか、もっと自分を丁重に扱ってくれる職場があるだろうという考えで、やみくもに動いてしまうのはマイナスに出ることも多いので是非気を付けていただきたいですね。

―求人に主導権を渡さない転職活動―

これは医師の世界だけでなく、ビジネスパーソンも同様ですが、転職を検討し始めると、まずどんな求人があるのかを探すことが多いですよね。

求人サイトや、求人誌などを見ながら、う～ん、この求人は自分には合わなそうだなとか、お！これは条件的にもピッタリだというようにいろいろチェックしてみることが多いのではないでしょうか。

別にそれがダメということではないんです。ただ前提としてその前にしっかりとご自分のキャリアを考えたほうがいいですよというだけのことです。

それがないと人はどうしても「条件」面を重視しがちです。働く人間として、同じ時間を働いて給与が違うなら高い方が望ましいのはごく当然のことでありますが、それ「だけ」ではないと思うのです。

でも求人を見ていると、それ「だけ」になりがちなのですね。なぜならそもそもの情報量が少ないですし、掲載されている情報の核となるのは「条件」面なのですから、ですから致し方ないことではあるんです。でも条件だけに翻弄されてしまうと、転職が目的化しがちです。

これを防止するためには、やはり求人を見るよりも前に自分の方針を決めておくことであると考えます。つまり転職は「目的」が大事であって、あくまでも「目的」を実現するための「手段」に過ぎないということを念頭に置くことが肝心ではないでしょうか。その上で条件が上がるならベストな展開ですよね。

よくキャリアの棚卸と言われますが、これは過去から現在の自己分析です。自分はいったい何ができるのか?どの程度やってきたのか?

冷静に、客観的に現状を分析しておくのは転職活動を始める前に必須であると思います。

しかし、もっと大事なのは、その現状分析を元にして今後どうなりたいか?何がしたいのか?という未来設計図です。これがキャリアプランと言えるのでしょうけど、望む未来を持っておかないと求人に翻弄されかねません。

求人サイトを見るのもいいですが、その前に「地図」と「コンパス」を手にしましょう。これがないとどこに向かえばいいのかが見えなくなってしまうのです。

その結果として条件面を優先せざるを得なくなってしまうということは転職シーンではよくある失敗パターンです。

１００件ある求人を5件に絞るために必要なのが未来設計図とコンパスと言えるでしょうか。合う合わないを瞬時に判断できる魔法のツールですね。とても頼りになる準備ですよ。

わたしはこれを転職活動における「主導権」と考えています。求人に主導権を握られてしまうのではなく、あくまでも自分自身が、そして自分のキャリアプランが「主導権」を握ることで間違った求人を選ばないようになると思うのです。

これは転職だけでなく、仕事を進める上でも大事なものではないでしょうか。主導権を失うといいことがありませんよね。手段と目的を混同してしまうと、思わぬ想定外の事態に陥りかねません。

―医師紹介会社の功罪―

私自身も医師紹介会社を経営する1人として、現状を振り返ってみると少し絶望的な気分になります。

他の人材紹介業界と比較すると、医師の紹介会社は「後発組」と言えます。すでにビジネスパーソンの紹介会社が社会に浸透していましたので、事業を開始する際にはモデルケースがあり、スタートしやすかったのではないかと思われます。

ただ医師の場合は、当時は圧倒的な売り手市場でした。つまり求職者である医師数が少なく、求人側である医療機関は喉から手が出るほどに医師の採用を欲していたのですね。

医師紹介会社は医師を獲得するために数多い求人を利用しました。それも求人に「冠言葉」を付けて、あたかもそんじょそこらにはない貴重な求人があると猛烈にアピールをしたのですね。

それが「高条件求人」、「高待遇求人」、「高年収求人」、「当直なし求人」、「レア求人」、「非公開求人」などでした。

言葉は悪いですが、医師を釣り上げるエサとして、ごく普通の求人に無理やり「冠言葉」を付けて、医師の気を惹こうとしてきたのです。

その「冠言葉」に乗せられて、つい問合せをした医師は書類選考、面接と順調に話は進み、圧倒的な売り手市場を背景に、高条件で内定をいただけることが多かったでしょう。

医師紹介会社としては、手間も掛からず、ただ求人に「冠言葉」を載せただけで成約ができることから、多くの紹介会社、それこそ9割以上がこの手法を使っていました。

ところが基本的に条件マッチングだけしかしていなかったので、入職したら思っていた職場と全然違うとか、事前に聞いていた業務と大幅に食い違いがあるとか、なかには法的に問題がある診療をしているケースなどもあり、早期退職に至ることが続出してしまったのですね。

せっかく医師を紹介してもトラブルメーカーのようになってしまったのです。

これでは高い料金を支払った医療機関にとっても許し難いサービスですし、医師にとってもキャリアを汚すことになってしまいます。

人材紹介事業者としてはあってはならないことですが、医師、看護師、薬剤師を対象とする紹介会社ではこのような事例が頻発したことにより、評判を大きく下げることになりました。それどころか、こういった事情をキャッチした労働局は、医療・介護・保育の紹介会社をターゲットにして厳しい指導監督をする始末です。

独自の医師確保ルートを持たない医療機関にとっては、大学医局からの医師派遣に頼らざるを得ないところがあり、しかし大学医局も医局員を減らしている中で派遣する能力は一部の人気大学を除けばだいぶ下がっていると言わざるを得ません。

そんななかで、医師とのご縁を繋いでくれる医師紹介会社は医療機関にとって大変に有用な存在であり、だからこそ利用する医療機関はある一定時期までは右肩上がりに増えていたのに、昨今では維持どころか、減少傾向にあるのではないでしょうか？

また、大まかな数字にはなりますが、現在、医師の紹介事業を行う企業は日本全国で約２００社もあります。

そのなかで大手と言われるところは3～4社、中堅が12～15社、小規模事業者が約１８０社と言われています。小規模のところでは職業紹介事業の免許は取得したものの開店休業状態であるところも少なくないようです。

ところが、圧倒的な資金力とマンパワー、会員医師数、ＷＥＢ展開力を持つ大手紹介会社は、意外にも全紹介件数の約30％程度しか決まっていないそうです。意外と決定確率は高くないのですね。

ちなみに中堅は約30％、小規模事業者が健闘していて約40％を占めているそうです。

ここから何を読み解くことができるでしょうか？

この中堅から大手というのは、前述したような求人に「冠言葉」を付けた事業展開をして規模を拡大してきました。どうしても知名度や宣伝広告では圧倒していますので利用される医師は多いですが、実は決定確率はそれほど高くなく、まして早期退職も多いのですね。

資金もマンパワーも、それこそないない尽くしである小規模事業者のほうが地道に確実に転職先を決定している点は興味深いところです。

すでに紹介会社をよく利用している大手の民間の医療機関では、「量」の大手紹介会社、「質」の小規模紹介会社と上手に使い分けをしているところもあります。どちらに信頼を置いているかは自明ですね。

今後、医師の皆さんも「量」が欲しい時は中堅から大手の紹介会社、「質」が欲しい時は小規模紹介会社と使い分けが進んでいくことでしょう。

少なくとも現段階では医師の紹介会社全体にとっては逆風が吹いていると言わざるを得ませ

ん。しかしその要因はまさに身から出た錆です。自分で自分の首を絞めてきたのですね。楽をして儲けてきた「なれの果て」です。実に恥ずかしいことですが、未だにビジネスモデルを変えることなく、さらに宣伝広告費を増やすだけの対策しか取れない紹介会社も少なくありません。経営陣は猛省すべきではないでしょうか。

私は本当の意味で医療業界に、医師の皆さんに貢献できる紹介会社が増えていくことを首を長くして心待ちにしています。そしてその先鞭を付けるべく弊社の運営をより良いものとするために日夜努力をしてまいるつもりです。

医療業界から紹介会社が駆逐されていくのか？真に医療業界に貢献できる紹介会社が生き残っていくのか？大きな分岐点に差し掛かっていると思いますし、今後の業界全体の展開には襟を正しながらも大いに注目したいと考えています。

しかし問題はもうひとつあり、リサーチ不足、全くの未経験である新規参入組です。もともと人材紹介会社は参入障壁が低いと言われます。ですから絶え間のない新規参入があります。これ自体は業界の活性化にも繋がる可能性もありますし、新たな発想から新サービスが生まれてきて、求人側、求職者にとってメリットが出るならば素晴らしいことだと思います。

ところが新規参入組の大半は、崇高な理念を持つこともなく、ただオイシイ世界だ、ここで一攫千金だという甘い考えで入ってきて、通用しないことがわかるとあっという間に去っていくのですね。イチ時期は毎年１００社の新規参入があり、毎年１００社が撤退するとも言われていたこともあるのです。これでは医療業界を混乱させていると言わざるを得ません。

この章の最後にどれだけの医師が紹介会社を使うようになっているかをお示しします。

日本の医師の総数は約34万人と言われます。そのなかで勤務医は約70％、23万８０００人いらっしゃるそうです。それ以外の10万２０００人が開業医であったり、すでに引退されていたりします。

ちなみにこの23万８０００人の中の、約20％くらい、４７，６００人の医師が毎年転職をするそうです。ただしここでの転職は医局派遣なども含みます。つまり常勤先を変えるというように捉えて下さい。

この４７，６００人を多いと考えるとか、少ないと考えるかはエクスキューズがありますが、事実としてそれくらいの医師が次の職場に移るとしましょう。

そしてこの４７，６００人の常勤先を変える医師の中で医師の転職エージェント、医師紹介会社を利用される医師は約14％、６，６００人という統計が出ています。

約２００社の医師紹介会社が、この６，６００人を取り合うという構図です。新規参入する紹介会社は多いですが、果たしてこれはレッドオーシャンなのか、ブルーオーシャンなのか。紹介会社を利用される医師の皆さんもこの構図を理解の上で、どの規模の、どういう特色を持った紹介会社に依頼するのがいいかをご検討されるとよろしいかと思います。

—クリニック開業に向けたキャリアの準備—

30代半ばから40代前半の医師に向けたキャリアについて、最後は少しだけクリニックの開業に触れておきます。

コロナ禍で止まっていた新規開業がだいぶ動き出してきました。クリニックの開業に年齢は関係ありませんが、ひと昔前と比較すると少し開業時の年齢が下がっているように感じられます。

私どもはクリニックの開業コンサルタントも行っている関係で、開業のタイミングとして相応しいのは何才くらいですか？とご質問を受けることがあります。

これはあくまでも個人的な見解ですが、私はいつも「40代」と応えています。大きな理由はふたつです。

ひとつは医師としての経験や威厳が身に付くのはこのくらいの年代であると考えているからです。これは患者さんを集めるために、また支持されるために必要不可欠な要素ですね。もうひとつは通常クリニックの開業は銀行から融資を受けて事業を行います。この返済期間と返済後に資産を作ることを考えた場合に40代という年齢はちょうど良いと考えているのです。

ただ40代って幅は結構長いですよね。じゃ38才とか39才ではダメなのか、それよりもっと若い30代前半はダメなのかというと、そういうことではありません。また50代になったら開業はしないほうがいいのかというと、それも違います。

実際に弊社でクリニックの開業支援を行った事例で言いますと、最年少は32才の医師でした。こちらはすでに7院の分院を持つ大繁盛クリニックに成長しています。最高齢は59才の医師でした。こちらは無理なく丁寧に診察したいというご希望があり、当初から1日の患者数は30〜40人くらいが適切とお考えでした。そして案の定、想定通りの患者さんが来院して下さるクリニックとなっています。

40代というのはあくまでも目安のようなものとお考えになっていただき、実際には開業プランによっては30代でも、50代でも、問題なく順調に経営できるクリニックができています。

ただここで1点だけ強調しておきたいことがあります。それはクリニックの開業は「準備」が何より重要であるということです。キャリアと同じですね。

これは実際の開業準備ではなく、その前の準備ということ、「下準備」とでも言えばいいでしょうか。

とにかく大事なのは、どんなクリニックを作りたいのかという「コンセプト」と「開業プラン」です。

あえて30代半ばから40代前半の項に開業を入れたのは、これだけ言いたかったのです。もう少し詳細の開業準備についてはこの後に別項を設けていますので、そちらに譲りますが、もし将来的にご自分のクリニックを持ちたい、クリニックを開業したいと思うならば、今のうちからせっせと下準備に勤しみましょう。

後々大幅変更しても構いませんので、「コンセプト」と「開業プラン」を練りに練っておくのが賢明です。これが後々に必ず活きてくるのです。

もうひとつ開業のための「キャリア設計」というのも考えて実行しておきましょう。

昨今では落下傘開業でもあまり問題にはなりませんが、クリニックで勤務をする、診療報酬について詳しくなっておく、経営・マーケティング・マネジメントを学んでおく、開業地の病院で働くなど、戦略的にこのようなプロセスを経ておくのは効果的です。

もちろん全てを網羅する必要はありませんし、なくとも問題にはなりませんが、あったほうがいいケースもありますので、ここから考えると、クリニックの開業は3〜5年くらいの計画で考えておくのが無難とも言えると思います。

〈30代後半ドクターのキャリアの創出事例〉

ここでは弊社の転職・開業支援の事例をお知らせいたします。初めてお会いした時は30代後半であった消化器内科の先生。ご自分のクリニックを持ちたいという開業のご相談でした。

詳しくお話を伺ってみますと、製薬メーカーにお勤めで、総合病院でのハードな勤務に疲れて企業に転身をしたのですが、外資系であったためか、クールな人間関係に嫌気が指して臨床現場に戻りたいとのことです。総合病院には戻りたくないので、自分で開業するしかないかというお考えでした。

週1日のアルバイトは継続していたものの、2年以上臨床から離れていましたし、まだ30代後半とお若いので、一旦転職をして、臨床の「勘」を取り戻したらいかがか？特に内視鏡検査を上部下部とともに件数をこなして、さらに診療報酬なども学び、その上で開業しても全然遅くない旨、提案をいたしました。

先生ご自身も臨床から離れていたことは少し不安に思っていたようで、もし総合病院ではなく、内視鏡検査を多くこなせて、診療報酬なども学べる環境があるなら開業前の準備としてしばらく勤務してもいいかもしれないとお考えになられました。

そこで手を挙げてくれたのが、各科目合わせて10診以上ある総合クリニックさんでした。ちょうど消化器内科の先生がご退職されたとのことで、内視鏡検査の件数を相当数こなせるということで、こちらのクリニックに入職されました。それから3年後、この先生から再びお声が掛かりまして、小野さん、ついに準備ができました。内視鏡も完全に勘を取り戻しましたし、診療報酬についても医療事務さんと仲良くなってかなり詳しくなりました。すごくいい職場でしたので、ここで長く勤めることも考えないことはなかったのですが、やはり自分のクリニックを経営してみたいです。前回は転職支援でお世話になりましたが、今回は開業支援をお願いしますとのご依頼をいただきました。

理想的な開業物件が見つかり、勤務後に各業者さんとの打合せをこなすなど、かなりご多忙な中での開業準備でしたが、特にトラブルもなく順調に進みました。

当初は転職と異なり、開業準備にも戸惑いがあったようですが、開院前1か月になるとスタッフさん達も出勤し、和気藹々とした雰囲気で内覧会の日を迎えました。

盛況と言えるほどに多くの地元の方々にご来院をいただき、開院初日も20名近くの患者さんがお越し下さって、順調な立ち上がりとなりました。

ここまで転職支援、開業支援とお手伝いをさせていただき、両方ともに成功されましたので、先生との信頼関係は強固なものができていました。

実は話はここで終わらず、その後、たまたま旦那さんの転勤で大阪から東京に転居される看護師さんと出会いました。何と内視鏡の介助の経験があり、しかもこちらのクリニックのお近くにお住まいになるとのこと。

ダメ元でこの先生にこういう看護師さんがいらっしゃるんだけど…とお話したところ、ちょうど看護師さんの採用に動いていたのです。是非ご紹介下さいと今度は転職エージェントを使う側として看護師採用をして下さったのです。この看護師さんも定着してくれたようで、また喜んでいただくことができました。

ところがです、それから2年くらい経ってから先生よりお声が掛かり、お陰様でクリニックの経営は順調過ぎるほどに順調です。経営状態も万全で、まだ増患が期待できるために、もう少し広いところに移転して、さらに他科の先生も招聘して、以前にご紹介いただいたクリニックのように総合クリニックを目指したいので、是非お手伝いをして下さいとのことでした。

当初は先生の転職、そして開業、その後に看護師さんを採用していただき、今は移転開業と勤務医の採用のサポートをしています。

これは転職エージェントであり、開業コンサルタントでもある弊社だからこその事例ですが、医師のキャリアとはこれくらいに中長期的な展望が描けるといいですねという事例です。

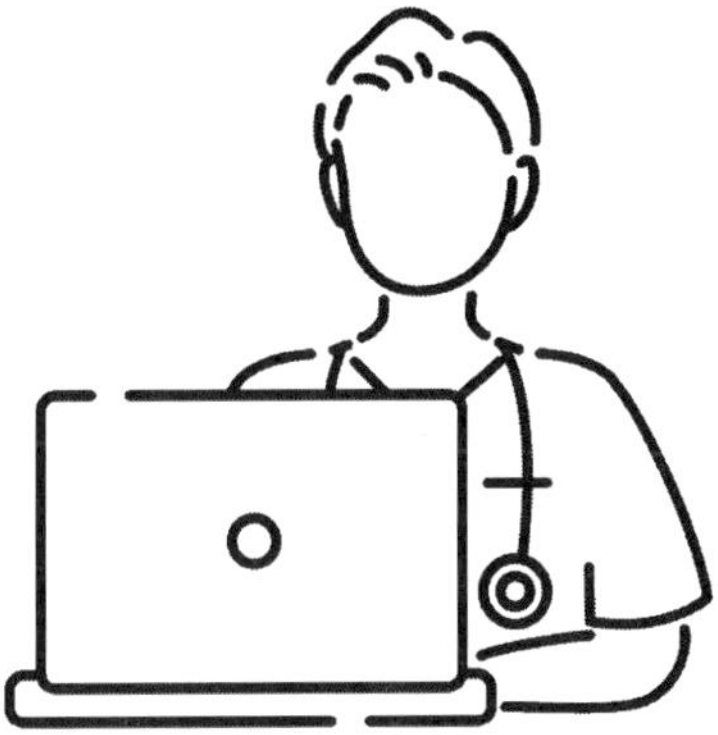

第5章

40代前半〜50代後半、成熟した医師のキャリアプラン

いよいよ40代前半から50代後半の医師について考えてまいります。この世代は完成形とでも言いましょうか、診療に関しては経験豊富で、人間的にも成熟し、資産もある程度の蓄えがあり、傍目から見たら順風満帆に見えるのかもしれません。

いいえ、事実、順風満帆と言って差し支えのない方が多いのは間違いありませんが、だからと言ってキャリア上の悩みがないわけではないのですね。

この世代特有の「壁」というか、「踏み台」のようなものが存在するように感じます。

―医師人生を引退から逆算する―

若い頃のようにワクワクするような経験とか、未知の世界のようなものが少なくなり、少し沈滞ムードとでも言うのでしょうか。今までキャリアアップを成し遂げてきて、あるところまで辿り着いたのと引き換えに先が見えなくなったり、精神力や体力も段々と落ちてきますので多少なりとも不安になったりするものなのですよね。

特に外科系ドクターの場合は、いつメスを置くか？どの段階で手術から離れるのか？果たして離れてよいのか？離れた後にどうするのか？など、悩ましく思ったりする先生も少なくありません。

そしてこの年代になると、医師としての「引退」が頭を掠めたりもするんじゃないでしょうか？私の経験上では、わりと70歳をひとつの節目とお考えの先生が多いように感じます。

仮に70才で引退をするとしたら、この年代のドクターはあと10〜20数年しか働けないのですね。これを長いと見るか、短いと見るかは人それぞれでありますが、段々とゴールが見えてきて、このまま突っ走ればよいのか？少しペースを緩めたほうがよいのか？いや最後のラストスパートを掛けるべきなのか？と、若い頃とは違う悩みが出てきたりもしますね。

そこでベテランドクターの皆さんにお伝えしたいのは、引退から逆算してのキャリアを設計しましょうということです。

別に70才にこだわる必要はなく、65才でも、80才でもいいとは思いますが、一旦自分の健康状態などとも相談し、まずは引退というゴールを定めましょう。

例えば70才と設定した場合に、あと20年として、この20年を分割してみます。3分割でも、4分割でも構わないのですが、ここでは3分割として、前半、中盤、後半として考えてみましょうか。

「後半」の7〜8年間は、60代後半ですから、どうしても体力的にも、精神的にも、だいぶ落ちているのは間違いないでしょう。無理は禁物、今まで何十万キロと走り続けてきた車ですから、丁寧に、ソロソロと走るのが無難ですよね。

開業医なら自分で自分の引退を決めることができますが、勤務医の場合は雇用してもらわねばなりませんから、具体的には老健施設の施設長であったり、病院やクリニックの外来などで医師人生の最終盤を過ごすことが多いでしょうか。

次に「中盤」の7〜8年間ですが、今回の例で言いますと50代後半から60代前半となりますね。この年代はいかがでしょうか？おそらく個人個人によってかなりの差が浮き彫りになるのではないかと思います。なかにはこの年代でも普通に当直に入っている先生もいらっしゃる一方で、それこそ「後半」のドクターに近い働き方でないと無理という先生もいらっしゃるでしょう。

一般論で、この年代はこう働くべきだよねと決めつけるのではなく、ご自分の心身と冷静に相談しながら、またご家族とも話し合いながら、無理なく適切に働ける環境を模索するのが良いでしょうか。

最後に「前半」の7〜8年間は、まだ体力的にもそれほど落ちることもないでしょうし、今とそれほど変わらない働き方が可能だと思います。

もちろん20代や30代の若い頃と同じように働くのはリスクもありますので避けたほうがよいと思いますが、それこそ「やり切った感」が持てるように、最後の頑張りをしても良い年代ではないでしょうか。

この辺りはどうしても個別具体的な話になりますので、一般論としてはこの程度しかお伝えできませんが、弊社にキャリア相談される先生にはオーダーメードで、その先生ならではのキャリアプランを立てるアドバイスをさせていただいています。

やはり個々それぞれのキャリアであり、医師人生でありますよね。

―持続可能性の高いキャリア設計―

昨今では社会的にも「ＳＤＧｓ」（持続可能な開発目標）が叫ばれて、より持続可能な未来を模索するようになってきましたね。企業でも「サステナビリティ経営」などがそれに近いものでしょうか。

私は当然私たち個人も持続可能なキャリアを実現しなければならないと考えていますし、それがサステナブルな人生に繋がっていくと思ってます。

良くも悪くも昭和のスパルタな時代を過ごしてきたこの世代は、それこそ「24時間戦えますか？」とハードワークが身体に沁みついていると言えるかもしれません。

私もこの世代の１人ですから、これはこれで心身を鍛えてくれましたし、自己鍛錬としては効果的でもありましたので、全てを否定するつもりはありません。ただ現代では通用しない過去の遺物であると認めざるを得ませんね。

なかにはその癖が抜けきらず、後輩たちへは今の時流に沿った丁寧な指導をしているのに、自分にだけは厳しくハードワークしてしまうという先生もいらっしゃいます。

ある種の「美学」みたいなものですから、お気持ちは重々理解ができるのですが、大変に失礼ながらも、もうそんなに自分を鍛え上げなくてもいい年代に入っていると思うのです。

これからは持続可能性を考えて、70才（別に70才でなくてもいいのですが）まで現役医師として、細く長くご活躍いただきたいです。無理をし続けてバーンアウトするのは避けましょう。体調を壊すのも絶対に避けていただきたいところです。

よくベテランの先生と話していて、キャリアが話題になりますと、もう自分はそんな年じゃないし、キャリアプランなんて若手の先生が考えることでしょと言われることがありますが、そうじゃないんです。私はベテランドクターこそキャリアプランが必要である、またその必要性は若手よりも高いんじゃないかとすら考えています。

若手時代のキャリアプランにはどうしても夢や希望という要素が大きくなりがちですが、ベテランドクターのキャリアプランは「超」現実ですからね。むしろそれだけにリアルなものとして考え、引退から逆算したキャリアプランをお持ちになっていただきたいと強く思います。

若い時分は失敗も財産ですし、経験値を高めることになりますけど、ベテランの失敗は痛手となりがちです。ですからチャレンジというよりは、安定、安心を優先させるべきではないでしょうか？

―人生会議〜医師バージョン〜―

終末期医療の現場では、人生会議、いわゆるアドバンス・ケア・プランニングの重要性が高くなりつつありますね。これはキャリアの世界でも同じだと思うんです。

人生の最終局面に差し掛かりつつある中で、何を基準に、どう考え、いかなる行動を起こしていくのか。

前述した「キャリアの4ステップ」のキャリアアンカーに則り、自分らしい医師人生の後半戦を過ごしていくのが良いと思います。

問題はどうやって？です。

きっと高齢者もそうではないかと思うのですが、長く生きてくると他者には理解できない自分ならではのこだわりが強くなり過ぎてしまって、素直に人の言うことが聞けなくなってしまったり、自分や家族が損することになっても自分を変えられなくなってしまうものですよね。

これはキャリア論としても同様です。今までこうしてきたから、自分はこう生きてきたから、自分にとっての常識はこうだから。

もちろんそれが間違っているなんていう話ではないんです。ただもう少し視野を広くして、アドバイスを真摯に受け入れてみたら、もっと良くなりますよということなんですね。年を取ると頑固になるとか言われますが、これは私自身も含めてですけど、そういう傾向は確かにあるように感じます。良くも悪くもですけどね。

だからこその人生会議です。キャリア人生会議です。

第三者の見解を参考にしましょう。いつの間にか頭が固くなっている自分を、自分で救いましょう。ご家族ともよく話し合いましょう。今までほどの収入は要らないかもしれません。もっと家にいる時間を増やして欲しいと言われるかもしれません。あなたの人生だから最後まで好きにしていいと言ってくれるかもしれません。

柔軟な姿勢で話し合うことで、きっと今よりも良い未来が見つかるはずです。

―クリニックを開業するというキャリア論―

それでは最後にクリニックの開業について考えてまいります。すでに第4章で少し触れましたが、クリニックを開業するというのはなかなかの難事業です。思い立ってパッとできるものではありません。

ですから、開業準備に入る前の「下準備」が大事であり、「コンセプト」と「開業プラン」を熟慮しましょうとお知らせしました。

また私は開業適齢期を「40代」と考えており、もちろん例外はいくらでもあるのですが、ここでは40代のクリニック開業について考察します。

クリニックの開業準備を始めようとすると、とにかく大変多くの「判断」や「決断」をすることになります。

最初の開業コンサルタントの要不要、またコンサルを誰に依頼するかもそのひとつですし、開業物件選びについては開業というプロジェクト自体が成功するか失敗するかの大きなターニングポイントと言わざるを得ません。

またその後も銀行融資、内装設計工事、医療機器、税理士選びなど、もう「判断」と「決断」の連続となるのですね。

先ほど「キャリアアンカー」についてお話しました。自分ならではの譲れない価値観です。開業準備においても全く同じです。

この価値感、判断基準を元にして、全ての「判断」「決断」を下していくのです。だからこそ「下準備」が大事になります。そりゃそうですよね。基準が明確ならば判断はしやすいですが、不明瞭であればブレやすいです。ついオイシイ話に乗ってしまったりするのは、基準があやふやだからなのです。

特に開業準備においてはその前半戦に大きな決断を下さねばならない構図になっていますから、最初が肝心です。その時に、決断ができないようでは、その後の開業準備もかなり心許ないものになってしまうでしょう。

キャリアは「スキル」と「経験」であると申し上げました。医師としてのスキルや経験はこの年代の方なら全く問題ないでしょう。

しかし開業医になるということは経営者になるということなのです。経営者は全ての責任を取らねばなりませんし、あらゆる決断は全て自己責任なのです。ブレない方針があれば、仮に決断を間違えても納得できるものですが、ブレブレの価値感のなかで迫られてした間違った決断には大きな後悔が付いて回るでしょう。

必要なのは経営者としてのスキルや経験です。

なかには判断ミスを業者やスタッフの責任にする方もいらっしゃいますが言語道断です。全ての責任は経営者にあるのです。この責任を負いたくないのであれば残念ながら開業医には不向きということです。別に必ず開業医にならねばならないものでもありませんし、勤務医として医師人生を過ごすのもいいと思います。

これから経営者になると言っても、まだ経験値はないも同然であるケースが大半です。でもスキルは学ぶことができるのです。それが「下準備」に繋がってくるのでしょうね。

私はこれから開業を検討されていらっしゃる先生には、いわゆる経営本をお読みになることをおススメしています。別に誰でもいいんです。著名なところであれば京セラの創業者である稲森和夫さんとか、ソニーの井深大さん、盛田昭夫さん、HONDAの本田宗一郎さん、このような名立たる方々でも良いですし、最近の人、ソフトバンクの孫正義さん、楽天の三木谷浩史さんなど。

またクリニックは当初は小さく始めるケースが多いですから、中小企業について書かれた経営本もおススメです。税理士さんや経営コンサルタントが書いた本などもいいですよ。

ついでに言うと古典の中からは、マキャベリの「君主論」や「韓非子」とか「貞観政要」なども学べるところは多いと思います。私も何度も読んでいるのがこの3冊です。後頭部をハンマーで叩かれたような衝撃を受けました。でも心地よい衝撃であり、経営者としての自分に必要不可欠な内容でもあります。

感覚を経営者に近づけておくためにも経営本を読むことは有用です。クリニックの経営本もありますが、それだと具体的になり過ぎてしまうので、あえて他業界の経営本のほうが私は参考になることが多いように感じています。

さて、準備や計画のない新規事業は失敗する可能性が高くなります。これは別にクリニックの開業に限った話ではありません。ビジネスシーンでも全く同じです。ごく稀にビギナーズラックのような成功もありますけど、長続きせずにどこかの段階で真の実力が露呈することが少なくありません。

とにかく開業準備に入る前に、どんなクリニックを作りたいのか?のコンセプトを考え、中長期的なクリニックの展望をプラン化していくことを心からおススメいたします。

―これから開業を検討する医師への注意点―

転職を失敗するのと、クリニックの開業を失敗してしまうのではとんでもないほどの大きな差があると考えています。

年齢にもよりますけど、転職の失敗はいくらでも取り返しができますけど、クリニックの開業の失敗は取り返しが付かないケースが多いです。どうしても大きな傷を負うことになるのですね。

経営の恐ろしいところは頑張って何とかなるものではないというところなのです。すでにその時点で勝負は決まっています。負け戦をしてはいけません。事業の設計、構図、構造をどれだけ熟慮してきたのか。

私が思うクリニックの開業失敗パターンとして下記の3点をお伝えいたします。この3つは本当に、本当に重要です。是非とも将来的に開業をご検討されていらっしゃる先生は頭の片隅でいいので叩き込んでおいていただきたいです。

ひとつめは「開業物件」「開業地」の判断ミスです。これが失敗パターンとして最重要であることは多くの方がご理解いただけると思います。

近隣に強い競合医院がある、ターミナル駅で競合医院が多い、そもそもターゲットとなる患者が少ない、こうなるともう打つ手がありません。

表層的な条件を優先するのではなく、練りに練った「コンセプト」と「プラン」をベースにした決断が必要ではないでしょうか？

駅近、乗降客数、家賃、新築、視認性、もちろんこういった条件も大事ですけど、だいたい開業物件選びを失敗するケースでは「コンセプト」や「プラン」よりも条件面を優先してしまったということが多いようです。

診療圏調査をチェックして、周辺相場と家賃を比較して、よしこれなら行ける！と思うのではなく、そもそも自分が作りたいクリニックのニーズはあるのか？そして自分自身がこの街で数十年も毎日通勤するのを良しとするか、そんな情緒的な側面からも検討なさるのがいいですね。

ふたつめはまさにその「コンセプト」と「プラン」の判断ミスです。要はニーズがない、独善的なビジョンである、リスクマネジメントがなされていない、このようなパターンが多いです。

レアな成功事例の二番煎じであったり、経営の難しさを軽視してしまっていたり、マーケティングを疎かにしていたり、立ち上がりの遅れが想定されていなかったり、無謀なプランであったりなどが該当すると思われます。

この判断ミスは、下手をすると開業物件選びから、何から何までもミスが続くことが多いです。自分の考えよりも優れた考えは必ずあります。そういうサジェスチョンをしてくれる人より学びましょう。

クリニックの開業を検討しているなんて言うと、実に様々な業者が近寄ってきて、甘い言葉を掛けてきます。

しかしそのほとんどが自社のビジネスのためであり、先生の成功を本当の意味で願っている人なんて少数派なのです。そういう人たちの考えに翻弄されてしまうのではなく、「コンセプト」と「プラン」をブラッシュアップしてくれる人の意見を真摯に受け止めるのがいいでしょう。経営者としての人の見極めですね。

最後の3つめですが「開業コンサルタント選び」の判断ミスです。

本当の意味で良質な開業コンサルタントを選べば、ひとつめ、ふたつめの判断ミスはあり得ません。確実に防止することができます。

難しいのはどんな開業コンサルタントを選べばいいのか？ですよね。この基準が難しく感じます。

ひと言で開業コンサルタントと申し上げても担当する業務範囲は意外と異なりますし、開業支援の形もひとつやふたつではなく何が正解なのかはそんなに簡単には示すことができないのです。

そんな中でもあえて開業コンサルタントである私が選ぶコツを申し上げるとしたら次の3点

に集約されます。

1―経営マインドを強く持っているコンサルタント
2―本業が開業コンサルタントであること
3―開業させ屋ではないこと

ひとつずつ解説します。開業医は経営者です。その過程をサポートする人が経営を理解していないのでは困ります。

ベストは経営者であること、経営経験があることですが、そこまで求めると選択肢が狭くなり過ぎます。妥協点としては担当者に経営センスがある、もしくは経営マインドを持って勉強をし続けているということでしょうか。

開業準備がそのまま経営談義になるようであれば、それはベストの開業コンサルタントと言えるかもしれません。深く経営哲学をディスカッションできるといいですね。

次の開業コンサルタントが本業かどうかですが、様々な業者さんが別にある本業での売上が欲しくて、開業コンサルタントを請け負います。しかし目的はあくまでも別の本業での売上アップですので開業支援自体を本気で行うことは少ないです。だから無料とか、安価で引き受けるんですよ。本業で儲けるのが目的なのですから。

最後の開業させ屋にも繋がるのですが、開院すればＯＫという低レベルの開業支援しかしない会社も存在するのですね。普通に考えて開業コンサルタントがすべきなのは開院後に院長が苦労しないための準備ではないでしょうか。それよりも自社の売上を優先するなんて開業コンサルタントの風上にも置けないと私などは思うのですが、誠に残念ながらそういう会社が多いのが実情です。

だからこそ開業コンサルタントの選定は開業を失敗させないためにも重視すべきポイントなのです。

ちなみに開業させ屋とは、開院までは手伝うけどその先は知りませんというスタンスの開業コンサルタントのことを指します。我々業界人の中では、あいつは開業させ屋だねとか、あの会社は開業させ屋だからと

明らかになっているのですが、業界外の方にはなかなか把握できないと思います。

もっと恐ろしいのは、開業させ屋自体が自分たちのことを開業させ屋ではないと思っているケースすらあるということです。つまりこれは視野の狭さであり、情報収集力が欠けている証

明なのですね。

こういう人、会社に引っ掛かることなく、是非とも院長の右腕となるような優秀かつ実績が豊富な開業コンサルタントを選んでいただきたいと思います。

―クリニック開業支援会社の功罪―

私どもは新規のクリニック開業支援を主業務のひとつとしていますが、それ以外にもすでに開業をして数年が経つクリニックさんの経営コンサルティングを請け負うことがあります。

メイン事業ではありませんので宣伝もしていません。あくまでも人づてに依頼された場合だけのサポートです。このケースでは、ほとんどのクリニックさんが集患に課題があり、思うように患者さんが増えずに苦戦して私どもを頼ります。

詳しくお話を聞いてみると、どうも最初の開業コンサルタント選びを間違えたというケースが多いように感じます。いわゆる「開業させ屋」に引っ掛かって、開院はできたけれども集患マーケティングなどが圧倒的になされておらず、手が打たれておらず、想定していたようには患者さんが来院してくれないということなのですね。

同業者として大変に心が痛いですが、開業コンサルタントの存在は開院後に大きな影響が出てきます。だからこそ質の高い開業コンサルタントを選んでいただきたいのですが、そもそも開業コンサルタント自体の絶対数が少ないですし、その情報自体も圧倒的に欠けていると言わざるを得ないのが現実ですので、どう選ぶべきか、誰を選ぶべきかは非常に難しいのですね。

私どもは各ＳＮＳやYouTubeなどを駆使してわりと情報発信をしているほうですが、Googleで検索を掛けても大した情報が得られないとか、結局は自社にお願いしてねという宣伝広告としての情報しかなかったり、とてもお寒い状況であるのは間違いありません。

これはあくまでも私の個人的な感覚なのですが、現在の開業コンサルタントについては完全に「過渡期」だなと感じます。

そもそも医薬品卸会社さんや、医療機器ディーラーさん、税理士法人さん、リース会社さん、わりと大手企業がバックについている開業コンサルタントと、独立系の規模は小さいけど質の高いサポートをウリにする開業コンサルタントが混在しているのがこの業界です。

大きな構図は今も変わってはいないのですが、実は今は「世代交代」の時期にあるように思えるのです。

それこそ私が学ばせていただいていた先輩たちの世代が引退モードに入りつつあって、請け負う仕事を減らしている、また完全に廃業してしまったというケースが増えています。

大手企業は部署異動で若い方が次々と送られてきますけど、結局はまた異動でいなくなりますので、良く言えば新陳代謝が効いていますが、悪く言えば担当者レベルでは開業支援のノウハウが蓄積されないのですね。

中小企業では、ベテランの力のある開業コンサルタントたちが引退するのと引き換えに、新規参入組が出てきてはいます。しかしここに問題があるのです。

私が思う開業コンサルタントとしての必須のスキルやノウハウは次に集約されると考えています。

1―経営力

2―集患マーケティング

3―人脈

開業医になるということは経営者になるということです。それなのに経営を知らない、経験したことがない人がメインの担当者になるのはいかがなものでしょうか？

マーケティングも同様です。クリニックの存続は集患次第と言えます。患者さんが来院してくれなければ元も子もないですからね。

このふたつを机上の空論とすることなく、実体験としてリアルなノウハウを提供するのが開業コンサルタントの役割です。しかし残念ながらハイレベルでこなせる人は少ないのが実情です。

また人脈についてですが、開業コンサルタントには多様な業種の人脈が絶対に必要です。しかしその人脈の深さこそが問題なのです。

よくクリニックの開業シーンでは業者間の「グル」という言葉を聞くことがあります。

この「グル」は大抵悪い意味であり、寄ってたかって開業希望医師から吸い上げようとするというように使われます。

事実、ロクでもない開業コンサルタントに依頼すると、いつものお抱えセットのような業者が集まり、あの手この手で売上を確保しようとします。

もちろん正当なフィーであれば問題ありませんが、相場よりも高かったり、業者間で分け合ったりするのであればいかがなものかと思います。

私の感覚ですと「グル」の業者たちって「開業させ屋」であることが多いんです。開業までは支援できるんです。でもその後に苦戦することが多いのです。だって開院後は目的としていませんから、吸い上げるだけ吸い上げたらその先は関わりたくないんです。だからビジネスとしてえげつないものとなってしまうのです。

我々開業コンサルタントたちは、誰が「開業させ屋」に当てはまるか、誰がまともな開業支援をしているかはだいたいわかります。でもさすがに実名を上げてあそこは「開業させ屋」ですとは言えませんし、何より驚くのは当人たちは視野狭窄に陥っていて、あまりにも世間や開業支援業界を知らないために、自分たちのやっていることが正しいとすら思っていたりするのです。自分が「開業させ屋」になっていることすら気づけていません。

「利」だけを目的として集まったグルである業者たちが良い仕事をする可能性は低いです。よくあるのが内輪揉めですね。取り分で揉めてすぐにグルは崩壊します。そういう人たちなのです。

ではどう見極めるか？ですが、担当者のＳＮＳなどをチェックしてみて下さい。有用な情報提供などなく、頻繁に飲み歩いています。それが仕事だというように。

その飲み代はどこから出ているのでしょうか？もっと世の中に出すべき情報やノウハウは他にあるはずですけど、今日もみんなで飲みましたという話題しか世に訴えられないのが、「開業させ屋」の特徴であり、「グル」の人たちなのです。

ところが当然ではありますが、開業支援業者はそんな人たちばかりではありません。とても真摯な仕事をしてくれる優良業者も存在するのです。

有能な開業コンサルタントにはもれなく有用な各業者さんたちが付いてきます。どの開業コンサルタントを選ぶかによって開業準備の質は大きく変わってくるのです。優良業者が付いてくるか、グルの業者が付いてくるかが決まります。だからこそ慎重にお選びになって欲しいのですね。

それともうひとつ、それなりの経験を積んだ開業コンサルタントは日本社会に少ないのです。最初はみな未経験から始めるわけですし、経験値が浅い人だって少なくありません。実績豊富で、ビジネス力や、経営マインドを持つ優れた人に教えてもらえるのならいいですが、そういう人がいないままで、事業だけ立ち上げて後は現場に丸投げというケースも少なくありません。このパターンは必ずと言っていいほどに開業準備中にトラブルが起こります。知らないのだからしょうがないのですけど、先生方にとっては避けたい、避けるべきプロセスです。

開業準備には長い時間が掛かりますし、多くの業者さんたちが関わりますので、トラブルがゼロというわけにはいきません。しかしそれを小さくすること、乗り越えることが開業コンサルタントの役割なのに、肝心要の開業コンサルタントがトラブルの元になってしまうのではさすがに存在価値がないと言わざるを得ませんね。

誠に残念ながら、本当の意味で力のある開業コンサルタントは少ないです。だから開業コンサルタント抜きで開業準備を始める医師もいらっしゃいますが、時間と手間が掛かるということ、ノウハウを与えてくれる人がいないと、想像以上に大変であることは間違いありません。

やろうと思えばできますが、思っているより苦労することは最初から想定しておくといいでしょう。

医師のキャリアという観点から考えると、あくまでもクリニックの開業は選択肢のひとつでありますし、経営者が合うのか、合わないのかがハッキリするものでもあります。

冷静に、客観的に情報収集をして、ご無理のない決断をしていただきたいです。またご自分のクリニックを開業すると決めたのならば、とにかく開業コンサルタント選びが重要です。開業シーンでの失敗のほとんどを防ぐことができますが、間違った人を選んでしまうとその人が失敗要因となりかねません。

〈50代前半ドクターのキャリアの創出事例〉

北海道で心臓血管外科医としてハードに働かれているベテランドクターからお声が掛かりました。

お話を伺ってみると、自分もそろそろハードな勤務には身体が付いて行かなくなってきた。いずれこういう時も来ると思い循環器内科の専門医を取得し、アルバイトで一般内科の診察をして準備はしてきたつもり。ただ本物の内科の先生と同じレベルではないし、自分などはなんちゃって内科医なんだけどね。

随分、長く北海道で暮らしてきたけど、実家が千葉にあり、寒さも身に染みるようになってきたし、家族も関東への転居を望んでいるのです。こんな自分のような医師でも転職のお手伝いをしていただけますか?ということでした。

あまり知られていないことですが、我が国の人口10万人当たりの医師数のワースト3は、千葉県、茨城県、埼玉県なのです。人口が多いわりには医師数が足りていないということですね。

知人の岡山県在住の医師に伝えると、医師が足りていないということは他県と比較して給与

など も高かったりするの？と聞かれました。

診療科目や経験値にもよりますが、一般的にはこの3県の病院は確かに高給であるように感じています。

事実、この北海道の先生も複数個所の病院の面接に行き、全て内定をいただき、全て今よりも年収が上がるという結果となりました。

今は総合内科医として、外来、病棟管理に忙しく働かれていますが、北海道にいた時よりも随分と楽になったし、何より暖かくていいよね。職場仲間にも恵まれて、理事長からも評価をされていて、やりがいのある日々を過ごされていらっしゃいます。

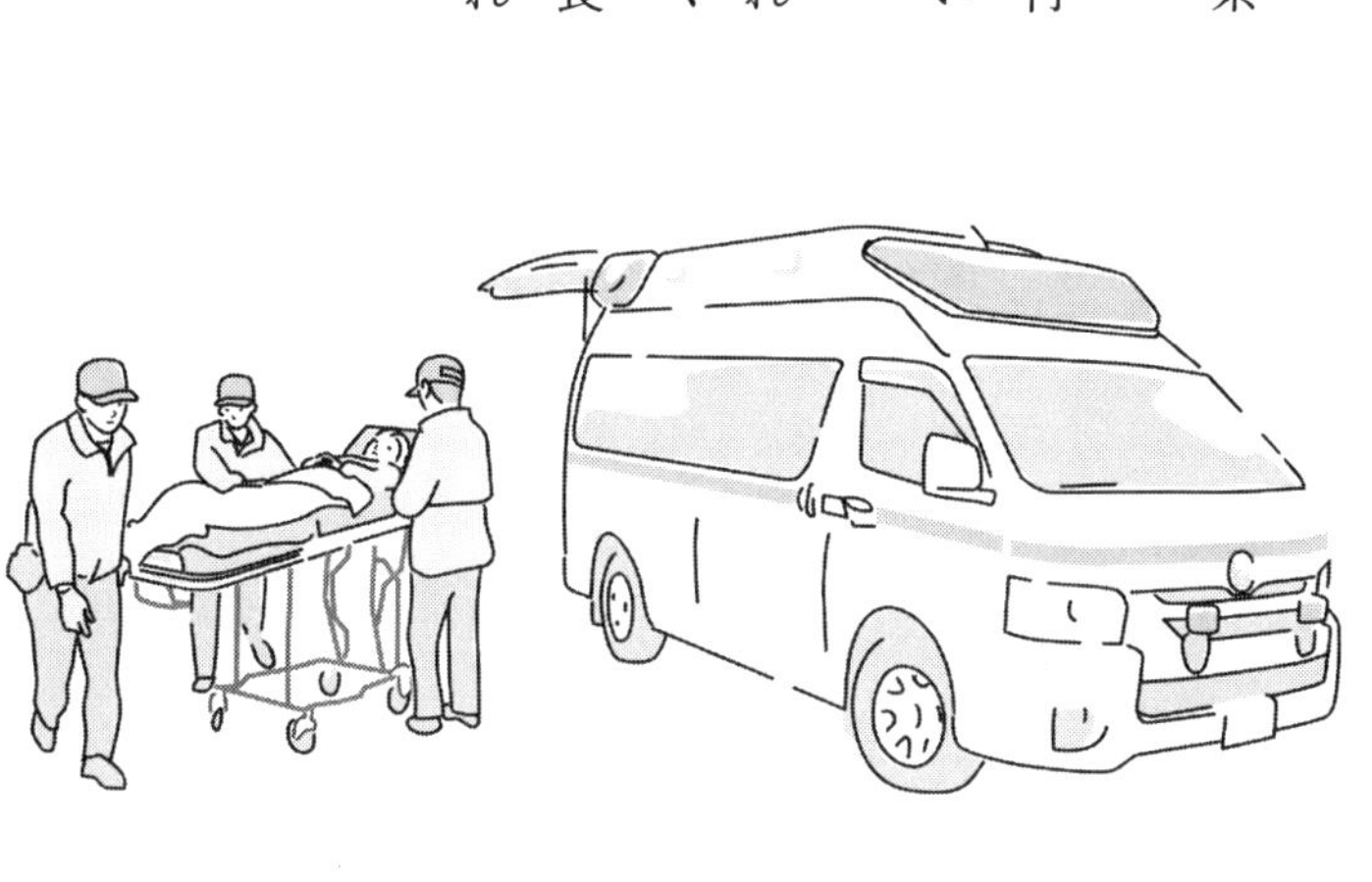

第6章

60代以降、大ベテラン医師のキャリアプラン

いよいよ年代別のキャリアに関して最後となります。「大」ベテラン医師についてです。全員とまでは言いませんが、多くの「大」ベテラン医師はすでにやり切った感もあるでしょうか。それでいいとも思います。

むしろ前述したような引退から逆算したキャリアプランの「超」リアル版というところでしょうね。ただ私の経験上でも意外と多様な選択肢があるものですし、「大」ベテランのドクターたちも個々それぞれの事情に合わせて自分らしくご決断されているように感じるのです。視点が中長期から外れて短期になる分だけ、ある意味では気軽に選択できるとも言えますし、逆にリアルになるだけキャリアの選択も切実と言えるのかもしれません。

―急性期病院の集約化は待ったなし―

「大」ベテランドクターが若かりし頃の就業環境は今と比較すると相当に厳しいものだったことは容易に想像ができます。今から考えたらその理不尽さとか、不合理さは雲泥の差と言えるでしょうね。

それを乗り越えて「大」ベテランまで働き続けて下さった先生方には感謝の念に堪えませんが、私の見るところ、個人差はあれど「大」ベテランドクターの働く意欲は今でもかなり高いように感じています。

そりゃ若い頃と同じようにハードに働くことはできませんし、さすがに当直などは厳しいでしょうが、心身に問題がない限りは、医療現場に貢献しよう、若い医師のため、コメディカルスタッフのために働こう、できるだけ多くの患者さんを診察しよう、そんなふうに考えていらっしゃる先生が多いようです。

開業医の先生は、それこそ引退のタイミングをご自身で決めることができますし、上手く承継できればベストですが、そうでなくとも閉院のタイミングがそのまま引退となることが多いですね。稀に閉院した後に週数日を他の医療機関でお手伝いをすることもあるようですが、やり切った感もあるでしょうし、堂々のフィナーレと言っていいように思います。

勤務医の先生も、長く勤めた病院で週数日だけ外来を担当するとか、無理のないように働けるといいのですが、今後は急性期病院の集約化が進むでしょうから、それに応じて回復期、療養型の病院なども影響が出そうですし、今までと同じ医療機関で働き続けるとはいかなくなるかもしれません。

医療の持続可能性を考えれば、これはもう待ったなしの変革ですけど、総論賛成各論反対となりがちでもあり、仙台市などを見ても、なかなか簡単には進まないことが明白です。

若手、中堅のドクターにとっては、実態に合わせてキャリアを変えていけるので問題はありませんが、「大」ベテランドクターには意外と影響が大きいのではないかと危惧しています。

ただそうは言ってもこればかりは先延ばしすればするほどに未来に脆弱な医療体制をパスすることになりかねませんので、厚生労働省が力強い音頭を取り、医師会や医療現場で働く医師たちも一丸となって、どこかの段階で断固として行わねばならないでしょうね。…と言いつつすでに何年も経ってしまっていますけど。

―負担を避ける医師の働き口としての老健施設―

おそらく「大」ベテランのドクターたちは、長い医師人生の中で今までにも何度か大きな改革に直面してきたことでしょうし、それは医療サイドに不利なケースも少なくなく、失望する経験値もある意味では高いと言えるのかもしれません。

むしろ急性期病院の集約なども、ある種の達観とともに粛々と対応できそうな気もしますが、個人のキャリアとしてはそんなことも言ってられないかもしれません。

まして体力、精神力は昔と同じわけには行きませんし、無理するのも避けねばなりません。医療体制の持続性だけではなく、個人としての持続性も大事になりますね。ここからは細く長く、無理なく働いていただきたいところです。

ただキャリア的には本当の意味での集大成となります。最後の最後、是非とも無理のない範囲で「やり切った感」とともに気持ち良く引退できるように過ごせるのがいいですね。

ここでひとつ気になるのが、老健施設の施設長を目指すキャリアです。施設長は医師でなければなりませんので、施設側も医師の採用に必死です。

業務負担も病院で勤務するよりは軽いために、意外と人気の求人になることもあります。しかし施設長は医師１人の枠ですから、現在の施設長が退職しない限りは案件が出てきません。ごく稀に大型の施設ですと勤務医としての求人が出てくる場合もありますが、本当にごく稀なのです。よって老健での勤務をご希望されても、ご自宅から通勤できる範囲では、特に首都圏では、なかなか出てこないというケースも多いのですね。これがまた不思議なくらいに遠方では高条件の求人があったりするのですが、それは行く人がいないから高条件なのであって、需要と供給のバランスが合致していません。そもそも老健施設自体が自然に溢れた田舎の街にあることも多いですしね。

引退近くなったら老健施設で働こうとお考えの先生は少なくありませんが、以上のような事情から、意外となかなか見つからないというケースも少なくないのです。

転居が可能であれば良いのですが、そうでないとなると必ずしもちょうど良いタイミングで、よい働き口としての老健施設が見つからないこともあり得ますので、他の選択肢も持っておいたほうが良いと思います。これもリスクマネジメントですね。選択肢は複数用意しておいたほうが無難です。

―医師を目指した原点―

これはベテランのドクターに限らず、キャリアや転職、開業について、私どもにお問合せをいただき、お目に掛かった先生方に、私は、どうして医師を目指したのですか？と伺うことがよくあります。

両親の背中を見て自分も医師になりたいと思ったとか、幼少の頃は病弱でよく医療機関に罹っていて、その時の主治医に憧れて医師を目指し始めたとか、他にも実に様々な理由があります。

こういうのはビジネスパーソンの世界にはあまりなく、やはり専門性の高い職業ならではと言えるでしょうか。私などはこれが羨ましくて、いつも微笑ましくお話を伺っています。

そこでひとつだけ、とても興味深い事例をお話しします。

麻酔科の指導医の先生。還暦が近くなり、麻酔科の医師としてはやり切った感が出始めていました。私どものところには、自分にどんな選択肢があるのか？キャリア相談でお越しになったのですが、お話を深く伺ってまいりますと…

この先生、某地方都市の、しかも小さな島のご出身なのだそうです。今で言うと離島・僻地医療というところでしょうけど、この島には診療所が1件しかなく、風邪を引いたり、ケガをすると、島民はみなこの診療所に駆け込むらしく、先生ご自身も子供の頃は頻繁にお世話になったそうなのです。

ここの院長先生がとても優しくて、暖かくて、頼りになって、子供心にも深く尊敬をしており、いつか自分もこの院長先生のようなお医者さんになりたいと思っていたそうです。実際に医学部に入り、国試に合格した後に選んだ科目は麻酔科でした。大学病院での勤務が長く、集中治療室やオペ室での勤務が中心で、あの時に目指していた院長先生とは全く違う方向の医師人生を歩んでしまった…と。

医師として働けるのはあと10年くらいだろうか。今までの医師人生に悔いはないし、麻酔科の医師として充実した毎日を過ごすことができた。でも最後の10年間を考えた時に、自分が医師を目指し始めた原点を思い出して、町医者として、今で言うなら総合診療医として、働くことはできないだろうか?

それがご相談の骨子でした。その後に医師としての半生についていろいろお話を伺いました。そして今までの麻酔科医師として、どんな点にやりがいを感じてきたのか?逆に嫌な体験などはあったのか?これからはどういう生活を送りたいのか?医師としての終盤戦をどんなスタイルの診察をしていきたいのか？とても有意義なお話を伺うことができました。

それから半年後、この先生はある訪問診療のクリニックで働き始めました。町医者と言えるのかはわかりませんが、麻酔科医としてはあまりできなかった患者さんと直に接する時間が多くて、しかも相手のご自宅に伺うわけですから、患者さんとの距離がとても近く、そこにやりがいを感じてセカンドキャリアを歩み出しました。

その後、１年後くらいにお話を伺った際にも、私の決断は間違っていませんでした。毎日がとても充実しています。処方する薬が麻酔科時代とは全然違うのでその点は戸惑いましたし、勉強をし直しましたけど、それも良い経験になりました。

このようにおっしゃっていました。ベテランの域に入ってきますと、それこそ医師としての原点のようなものを再認識することが増えるのかもしれません。

個々それぞれの医師人生ですから、様々な選択があっていいと思います。まして医師人生としての集大成ですから、思う存分の自分らしさを発揮するのがいいと思うのですね。

逆に、流されてしまう、致し方なく、などの忖度のような決断は避けたいですよね。医師人生の最終盤ですから、是非とも自分の価値感に照らし合わせて、自分らしい決断をして下さい。

あ、もうひとつ興味深い事例がありますので追加でお伝えします。60代半ばの元小児科医のベテランドクターです。私とお会いした時は老健施設で働いていて、特に不満はなかったそうです。

そもそも60歳を過ぎた頃から、これからは体力的にも無理ができないから、やはり老健施設がいいだろうと考えて勤務をスタートしたそうです。

と・ところが、老健施設に勤める前は急性期病院の小児科部長を長くされていた先生です。60代半ばになっても体力的な衰えはあまり感じずに、う〜ん、もう1度子供が診たいな、その可能性はないかな？無理かな？と、そんな状態で弊社にご相談にお越しになりました。

お会いした際も、60代半ばには見えませんし、矍鑠とされており、可能性がないとは私も思えなかったのですね。

ただハードな勤務だけを避けられれば、何とかなるかもしれないと考えて、いくつかの小児科を持つ病院さんに提案をし始めたところ、少し規模は小さめですが、小児専門病院さんが関心を示して下さり、当直やオンコールを免除し、外来と病棟管理に専念できて週4日でいかがでしょうかというお話をいただきました。

これをこの先生にお伝えしたところ、医師人生の最後にもう1度小児科医として働けるのは願ってもないということでトントン拍子で話が進み、ご就業を開始されたのです。

もしかしたらこれはレアケースかもしれませんが、医師人生の最終盤に先生にとっての原点である小児科に戻るというご決断は理解のできるものでしたし、弊社の成功事例云々ではなく、医師のキャリアとして選択肢のひとつになる事例ではないかと思いご紹介をさせていただきました。

―ベテランならではのレゾンデートル―

実はこの「レゾンデートル」という言葉。個人的にとても気に入っており、ブログやYouTubeなどでも頻繁に使っていまして、流行らせたいなと思っておるのですが、ごく一部受けしかしていません（笑）。

「レゾンデートル」とは直訳すれば、存在価値とか、自分が信じている自分自身が生きる意味と捉えればよろしいかと思います。

もちろん「レゾンデートル」は、若手、中堅、ベテラン、いずれも持っておいたほうが良いと思いますし、医師に限らず、ビジネスパーソンやあらゆる職業の方が持てたほうがいいと考えます。キャリアの原点というか、キャリアの骨格とも言えるかもしれませんね。

なぜ働くのか？という問いに自分なりの答えが持てないと、仕事のモチベーションが上がらないと思うんですよ。

最近ですと、Z世代なんていう呼ばれ方をしますが、この世代の若者は、緩く、自分らしく働くことを好む傾向にあるようですが、果たしてそれで本当の意味での働き甲斐が手に入るのか？今はいいとしても将来的にはどうなんだろうか？と私の世代（50代半ば）から見ると心配になります。

そんな私の世代も昔は「新人類」なんて呼ばれていましたから、若い時分なんてそんなもんだとも言えるのかもしれませんし、Z世代も成長すれば頼もしく働くようになるのでしょうね。

しかし本章で取り上げる60代以降の「大」ベテランは、ガムシャラに働き、我が国の右肩上がりの経済成長を成し遂げた世代、大きな貢献を果たしてきたのではないかと思います。

医師の場合は直接的ではないかもしれませんが、経済発展を「支える」役割であったと言えるのではないでしょうか。

おそらく今と比較すれば、医療体制、医療機器や医薬品なども脆弱であり、医療現場で働く医師やコメディカルスタッフ達の献身性こそが最大の武器のような状況であったのではないかと想像します。

それを乗り越えて、医療の発展に貢献してきたり、多くの患者を救ってきたのが「大」ベテランの世代です。そして医師人生の最終盤を迎えている。

今さら条件面で動く方々ではないでしょうし、心身が健康でまだ働きたいと思えるならば、ここは「レゾンデートル」を考えてみてはいかがでしょうか。

30年以上も医師として働いてきて、時には理不尽であったり、不合理とも戦ってきたのではないかと思います。今よりも環境が整っていなかったことによる人を救えなかった無力さや、医療界の古き伝統や慣習に苦しんだこともあったのではないでしょうか？

こういう世代の先生だからこそ、この終盤戦では、自分の存在価値とか、自分が信じている自分自身が生きる意味をあえて問い、満足できる「レゾンデートル」の実現を目指してみるのもいいと思います。もちろん心身に無理のない範囲の話ですが。

―引退へ向けたフィナーレ―

医師は自分で自分の引退を決めることができる稀有な職業です。開業医はその典型ですし、勤務医には定年はあってもそれがそのまま引退となるケースは少ないのではないかと思います。

いいえ、それどころか、仮に臨床医を引退しても、死ぬまで医師であることは間違いないのではないでしょうか。

そういう意味では医師とは、単なる職業という範疇ではなく、生き様とか、人生哲学と言ってもいいのかもしれません。少し大げさでしょうか。

少し個人的な話をします。私の父は70歳で仕事を引退しました。父と弟、そして母親が事務という小さな家族単位のクレーンの運転手業を営んでおりました。

大きな車を運転するのですから、事故を起こしたら大変です。幸い私の弟が跡継ぎとして経験を積んでいましたので、少しずつ仕事量を減らし、70歳になった時に完全に引退をしました。

その時は実家の近くの小料理屋さんでささやかな引退式を家族だけで行いました。私の娘は当時まだ4歳とか、５歳でしたでしょうか。何だかよくわかっていないのに楽しい場に感じたのでしょうね。「おじいちゃん、おちゅかれさま」と何度もビールを注いであげていました。

私の父も楽しそうにお酌を受けて、もう仕事をしなくて良いという安らぎを感じていたようです。

何せ家族単位の小さな会社でしたから、父には相当の強いプレッシャーが掛かっていたと思います。自分が倒れたら、仕事がもらえなくなったら、家族が路頭に迷うわけです。

私が高校生当時は月に１日休むかどうか、それくらいのハードワークをしていました。正直、あまり裕福な家庭ではありませんでしたので、私は高校を卒業したら家業を継ぐつもりでいたのですが、それなりに勉強ができましたので、お前は大学に行けと進学を促されました。弟が勉強嫌いなタイプでしたので、弟に継がせて、私は大学に行って自分の道を歩め…という感じだったようです。

朝は5時とか、6時には家を出て現場に向かい、ほとんど休まずに仕事をしていた父の引退です。ちょっとだけですけど、私も感傷的になりました。

さて、このようなハードワークを続けてきた「大」ベテランの医師は少なくないでしょう。どういう引退を迎えるべきなのかは人それぞれだと思いますけど、やり切った感を持って、幸せに引退できるドクターが増えるように、その後方支援ができるように私は活動をしてまいります。

今、若手や中堅の医師もいつかはベテランの領域に入っていくわけです。キャリアという考え方を持って納得感のある引退ができるように何となくでも将来像の参考になれば嬉しいです。そして医師人生のフェーズフェーズで支えとなっている存在がいることを頭の片隅に入れておいていただけると嬉しいです。

〈60代半ばドクターのキャリアの創出事例〉

最初にご相談をいただいた時はすでに次の職場が決まっていた先生でした。

自治体病院で長く糖尿病内科の部長職を務めてこられ、65歳で定年を迎えたそうです。知人医師からの紹介で、あるリハビリ病院の副院長として招聘されたのですが、本当にこれでいいのか?と心配になり、私どもにご相談にいらっしゃいました。

すでに次の職場が決まっていらっしゃいましたし、当時はコロナが流行り始めた頃でしたので、オンラインで一般的なキャリアの考え方についてアドバイスをさせていただきました。

今まで三次救急病院で働かれていたこともあり、リハビリ病院ですと先生には少し物足りないかもしれませんね。あとは心身の状況を見ながら少しずつ緩めて引退に近づく感じでしょうか…と私はこの先生にお伝えしていたようです。本人あまり覚えていないのですが…。

それから1年後、この先生から連絡をいただき、小野さんが言っていたように実に物足りない。聞いていた話と随分違うところもあるし、もう1度急性期病院で働くチャンスはないかな？ということでした。

この先生のお住まいのお近くで、ちょうど糖尿病内科の立ち上げを計画していた小ぶりな総合病院をご紹介すると、相思相愛でトントン拍子で話が進み、今はこちらの病院で糖尿病内科部長として働かれています。

理事長や院長も気遣ってくれて、勤務が負担にならないようコントロールしてくれるし、コメディカルの皆さんも非常に協力的で、毎日楽しく仕事をしていますよ。私が指導するので、若手の先生もご紹介して下さいなと笑顔でおっしゃってくれています。

第7章

ハイブリッドキャリアで次への備えを打つ

ここまで年代別のキャリアの考え方について書いてまいりました。本書もいよいよ最終盤です。医師のキャリアに関して「まとめ」を書き進めてまいります。

前述したように、私は様々なSNSで情報発信をしています。しかし、医師の紹介会社とか、転職エージェント、またクリニックの開業支援会社、開業コンサルタントとして行っている感覚はありません。

もう純粋に医師のキャリアを考えに考え続けている人間の1人として、今よりも少し良いキャリアを手にして下さる医師が増えたらいいなという気持ちだけで続けています。

ぶっちゃけ話をしますと、商売っ気はなく続けているのです。いやそうでないと続けられません。すでに10年以上も、毎日投稿しているのですから、そこはもう美学の世界であると自分では思ってます。

そういう姿勢だからこそ、長くフォローして下さる先生がいて、何か悩ましいことが起きた時にご相談をいただけるのでしょうね。有難いことです。

最初からビジネスにしようと思うと逆効果であると信じ、今までも、これからも、純粋な情報提供を続けてまいります。当然、本書も同じスタンスで書いています。

―キャリアの二毛作、三毛作―

キャリアの世界も日進月歩です。毎年のように新しいキャリアの考え方が出てきては消えていきます。そのなかで残るものこそが本物ということでしょうかね。

本書においてもいくつかのキャリア用語をご紹介しましたけれど、わりと数年に渡って生き残っているものをピックアップしたつもりです。それくらいに流行り廃りが大きいように感じます。

ただ本質は生き残ると言いますか、重要事項は語られ続けるような気がするのです。最新のトレンドに乗っかるのもいいですが、それでは時に判断を見誤るケースも少なくないように思うのです。

例えば「ジョブ型雇用」です。これは企業が人材を採用する際に、職務、勤務地、勤務内容などの条件を明確に決めて雇用契約を締結し、雇用された人はその契約の範囲内でのみ働くという雇用システムの事を言います。

イチ時期は、一部の大企業を中心に猫も杓子もジョブ型雇用を進めるようなニュースが流れて、雇用される側である求職者にもわかりやすさが受けたのか、社会全体がこれからジョブ型雇用に大きく移行するような勢いがあったように感じます。

しかし現在ではその頃の勢いはなく、ジョブ型雇用という言葉自体も段々と使われなくなっているんじゃないでしょうか。日立グループさんなどは積極的に体制を整えたと聞きますけど、同業他社さんや業界を超えての大きな広がりにはなっていないような気がします。

経営陣の方針にもよるのでしょうけど、合う会社、合わない会社が存在し、どこでも制度化するものではないということでしょうか。我が国の雇用慣行にも若干合わないような気もします。

そもそも個々の働き方も多様化している中ですから、さあみんなこれからはジョブ型雇用だよと言われても、素直に賛成できないという方も少なくないのかもしれませんね。

そもそもジョブ型雇用とは労働行政の歴史を振り返れば、何ら新しい仕組みではなく、過去何度も取り入れて失敗しての繰り返しがあったように思えて仕方ありません。

またこれは働く側の人間にとっては、余程の「希少性」と「永続性」のあるスキルがないとリスクが増大するのではないかと個人的には考えています。だってひとつのスキルで勝負し続けるということに他ならないからです。

企業だって、仕事内容だって、進化し続けねばなりません。その進化によってスキルが通用しなくなることもあり得ると思うんです。

その時になってさあリスキリングだと言われても、そんなに都合良く、自分のキャリアに適したスキルが簡単に手に入るものでしょうか？せっかくリスキリングをしたのにキャリアダウンに繋がることもあり得るのではないでしょうか。

ジョブ型雇用は外資系企業や海外の企業には文化的にも合っているのかもしれませんが、日本企業にはそぐわないように思えるのです。今までの歴史が大きく異なりますから。

どちらかと言えばゼネラリストを育成するのが日本企業の強みであり、個性でもありました。グローバリゼーションの流れの中で、外資、端的に言えばアメリカ企業ですが、何でもかんでも合わせる方向に動いていくのは疑問があります。

メディアで取り上げられて、一斉に導こうとするような時は要注意ではないでしょうか。キャリアとは「スキル」と「経験」です。しかし1本道というのは進化の早い現代社会ではリスクが高まると思うのです。

これだけ価値観が多様化された社会なのですから、あえてキャリアを単線化するのは避けたほうがいいと考えます。むしろもし万が一があってもすぐに隣の道に移動できるように複線化のキャリアを考えたほうが、いわゆる潰しが利くキャリアになるんじゃないでしょうか。

とは言え、これも年代によるのかもしれません。20代や30代の頃は、あえて単線化のキャリアを歩んで、あるひとつのスキルを徹底的に伸ばすのもキャリア戦略のひとつであります。40代とか50代くらいに単線化から複線化に広げて、キャリアを重層化するというルートもあり得ますね。医師の場合はわりとこのパターンは多そうです。スペシャリストからゼネラリストへの転身です。

でもこれは医師のように専門性が高く、ニーズが高い職業だから当てはまるのであって、ビジネスパーソンにおいてはごく一部は適応できそうですが、誰にでも当てはまるものではないように思います。

このように次から次へと出てくるキャリア用語の全てが自分に当てはまるものではありません。むしろ注意深く、慎重に考えねばならないものも少なくありません。

またキャリア用語自体をそのまま受け入れるのではなく、概念だけ受け入れて、自分の職業やキャリアに一部を上手く取り入れるというのもあってよいでしょう。

ジョブ型雇用を頭から信じ込んでしまうのではなく、キャリアの二毛作、三毛作というように考えてみてはいかがでしょうか？

いつか自分のスキルが通用しなくなる時がある。その時に二毛作、三毛作という考え方を持っていれば、その前に適切な準備ができそうですよね。

長いキャリア人生の中で、社会が大きくパラダイムシフトしたり、法改正で変わらざるを得ない状況に追い込まれたり、ビジネス環境が一新されたり、自分の興味関心が変わったり、家庭環境が今まで通りを許さなくなったり、実に多くの「変わる」要素がありますよね。

これを事前に予測せよと言われても、そう簡単な話ではありません。むしろどう変わっても変化の先鞭に立てる自分になっておくとか、柔軟に変化の波に乗れる自分になるために多様なスキルや経験を積み重ねておくほうが余程自分のためになるように思われます。

これからの時代はキャリアの二毛作や三毛作を前提にして、いつでも変身できる自分になっておくことがリスクマネジメントとしても有効と考えます。

意外に医療業界ではジョブ型雇用が機能するかもしれないと考えたりもしますけど、それはあくまでも大きな枠組みの話です。個々の医師はオリジナリティ溢れるキャリア設計をして、万が一に備えておくのが最善ではないでしょうか。

―パラレルキャリア、スラッシュキャリア―

そのために必要なキャリアの概念として是非とも頭の片隅に入れておいていただきたいのが、この「パラレルキャリア」と「スラッシュキャリア」です。

「パラレルキャリア」とは、経営学者であるピーター・ドラッカーが提唱した働き方で、複数の職責や立場を持ち仕事をすることで第2、第3のキャリアを築くことを言います。

この活動は非営利目的のボランティアや趣味の活動なども含めて構いません。

将来のキャリアを新規開拓するようなイメージで考えると良いかもしれませんね。本業を持ちながら第2のキャリアを築いていくことです。

もうひとつの「スラッシュキャリア」とは、2007年にアメリカの作家・ジャーナリストであるマーシー・アルボアーが著書で生み出した働き方であり、ひとつの分野だけでなく、複数のスキルや経歴を横断してキャリア形成をしておくという考え方です。

複数の職種を「／（スラッシュ）」で区切ることからこのように呼ばれるようになりました。

こちらもパラレルキャリアと同様に、ボランティア活動や趣味も含めるどころか、さらに広範に考えてOKであり、例えばPTA役員とか、スタディグループ発起人とか、歴史愛好家とか、自由に設定してみると良いと思います。

医師の皆さんは専門医をはじめ様々な資格をお持ちであったり、それこそ簿記を取得していたり、ファイナンシャルプランナーの資格を持っていたりなど、医療以外でも多様な活動をされていらっしゃる先生も少なくありませんね。

またプライベートでもユニークな活動をされていたりもしますので、それらをひっくるめて「／（スラッシュ）」で並べまくると、自分は何に関心を持っているのか？どういう方向に進もうとしているのか？そこから何ができるのか？と発想が広がっていくと思うのです。それがキャリアにも好影響を与えてくれるのではないでしょうか。それこそ「潰しの効く」キャリアを得ることにも繋がっていきそうです。

ここで私自身のスラッシュキャリアを事例として紹介します。

企業経営者／転職コンサルタント／開業コンサルタント／経営コンサルタント／採用コンサルタント／営業マン／財団法人専務理事／医師の相談相手／医師の右腕／ハードワーカー／夫／父親／読書好き／ガジェット好き／元野球人／医療好き／

まだまだいろいろと書けそうですが、ある種の自己分析にも繋がりますし、自分のキャリアを振り返ることにもなりそうです。

ある意味では「スラッシュキャリア」は、「パラレルキャリア」の前段階とも言えるかもしれません。本業と副業を決めていくためのプロセスと位置付けるのも良さそうですね。

このように「ハイブリッドキャリア」を模索していくと、万が一何か窮地に陥ることがあってもすぐに次の展望を描くことができるでしょう。変化の早い時代ですからこのようなリスクマネジメントをしながら、新たなキャリアを考えていく、備えていくのも持っておくと良い考え方であると思います。

要はリスキリングが不要になる前準備と考えればいいでしょうか。

政府が主導して最近このリスキリングという言葉をあちこちで耳にすることが増えていますが、正直私は疑問があります。個人的な意見ではありますが、そこまで追い込まれてはいけないと思うんです。キャリアという観点で考えると次を見越して準備をしておくべきなのですよね。

私自身もそんな偉そうなことを言える分際ではありませんけど、私のセールスポイントは「営業力」でした。しかも無形商材をずっと営業してきていましたので、モノがあるならもっと売れるし、サービス業のようにモノがなくても全然問題にならないくらいの「営業力」を身に付けていたつもりです。

どうだ、スゲーだろうという話ではなくて、このように自分の中でキャリアの「ウリ」を持っておくといいですね。しかもそれがポータブルスキルであれば尚更良いですよね。

シングルスキルで生きてきた弊害がリスキリングを必要とさせてしまうように感じます。キャリア論としては後手を踏んでしまっているのですね。

もうひとつ私のウリは「継続力」いわゆる続けることができる力です。ブログやFacebookやX（旧Twitter）などはもう10年以上毎日の更新を続けていますし、YouTubeやLinkedInなどもかなりの期間を続けています。読書はもう30年以上ずっと続いていますし、この続けるというウリはおそらくキャリアシーンの中でも様々な形で貢献していると感じているのです。

誰にでもこの「ウリ」はあるはずです。それを冷静に振り返りながら考えるのもキャリア思考のひとつですね。

医師は常勤先に加えて、定期非常勤先を持っていることも少なくありませんし、スポットアルバイトをすることもありますね。その意味では自然とパラレルキャリアやスラッシュキャリアを実現できていると言えるのかもしれません。

しかしこれを意識的に行うことでキャリアに幅が出てくると思うんです。こんな経験が将来役立つのかわからないけれども、まあ面白そうだからやっておくか。キャリアドリフトの一環ですね。

このようにプラスαを作っておくとリスキリングの必要性が低減します。もちろん医学の世界は日進月歩ですから新たなものを学び続ける必要はあるとは思いますけど、少なくとも学び直しのようなものではありませんし、様々な経験を自分に与えておくのはキャリアとしても先々に相当にプラスになります。

いえ、キャリア的な観点だけではなく、自分の視野をグッと広げることにもなりますし、見聞も広がると思うのですね。こういうプロセスが人生を豊かにすることにも繋がるのではないでしょうか。ジョブ型雇用とは真逆の考え方になってしまうのですけど。

もうひとつここで述べておきたいのはキャリアの「掛け算」という発想です。

先日たまたま見ていたテレビで、両親から受け継いだ酒屋さんで、店内でパンも作り販売、閉店後の夜間はパンをおつまみにしながらお酒を楽しむというお店を取り上げていました。

それを見ながら私はこれぞハイブリッド店舗だなと感心するとともに、パラレルキャリアやスラッシュキャリアという概念は経営にも活かせるのだなと大変に勉強になりました。

両親が長年営んできた酒屋さんを継ぎながらも、もともと好きだったパン作りに精を出し、酒屋×パン屋というパラレルな展開をしつつも、さらに飽き足らず、お酒とパンを夜に提供するという酒屋×パン屋×カフェバーという展開です。

必ずしも複数のキャリアが正解ではありませんが、一考の余地はあるのではないでしょうか？

私はこのような掛け算の発想が今後のキャリアを切り拓くケースも少なくないように感じます。医療業界の中だけでも様々な展望が見えてきませんか？クリニックの開業シーンでも何かできそうな気もしますね。

―過去、現在、未来という時間軸の着想―

本書では再三に渡って取り上げている、過去・現在・未来という時間軸ですが、結局突き詰めるとキャリアも人生もここに行き着くのではないかと思います。

過去は変えられませんが、未来はいくらでも変えることができるはずです。自分自身の考え方や行動次第ですけどね。

キャリアを「スキル」と「経験」と定義すると、今の自分が持っている「スキル」と「経験」は過去からの積み重ねの結果です。おそらく今の雇用条件や待遇は不満はあるとは思いますけど、概ねキャリアに見合ったものになっていると思われます。

もし現状に満足しているならば現状維持を目指すという選択もありかもしれませんが、何もしないのは未来にとってはリスク要因となります。

今より少しより良い未来を目指して、今の「スキル」や「経験」をブラッシュアップするほうが賢明ですね。

この何をどうやって?の部分こそがキャリアプランです。こういうスキルを身に付けたい、こんな経験値を高めたいと思っても、すぐに手に入るものではありませんから、しっかりと計画を立てて、準備をする必要があります。

変えられない過去ではなく、変えることのできる未来にフォーカスし、過去を棚卸して、反省すべき点は真摯に反省し、良かった点はさらに向上させるべく新たな目標設定をしましょう。それが冷静かつ客観的な現状分析となりますし、現在地点が正確に把握できれば、キャリアプランまでの道筋が見えてきて、具体的なキャリアパスを検討することができてくるでしょう。

長い医師人生の中では、ずっと右肩上がりにキャリアアップをし続けるのは実に難しいことです。時には壁にぶつかり成長が鈍化する時もあるでしょうし、プライベートな事情でキャリアを主体的にキープすべき時期もあるでしょう。また時には戦略的にイチ時的にキャリアをダウンさせることもあり得ると思うのですね。

特に女性医師は結婚、出産、子育てなどでキャリアを加速させたり緩めたりするシーンは多くなりがちなのが現実ですよね。その期間をいかにして未来に繋げていくか？

私はキャリアキープや、キャリアダウンをポジティブに受け入れていくのもありだと考えています。昨今ですとこれを「キャリアブレイク」という用語で言い表すようになってきていま す。

キャリアブレイクとは、イチ時的に仕事を離れて、学び直しやスキルアップなど前向きに離職期間を活用することを表します。例えば女性医師の場合でもこの期間を有効に活用し、出産や育児の復帰後のキャリアアップの準備をしておくと考えることもできると思います。

これも過去、現在、未来という長い時間軸のプロセスとして、前向きに考えてその後のキャリア設計に繋げていく発想が必要です。

キャリアって飛躍的に高まることもありますけど、それはやはりその前にきちんと準備が整っていたからこそなのですよね。ビギナーズラックのような幸運はそう何度もあるわけではありませんし、準備がなされていなければチャンスは来ないと思います。

現在は過去の結果ですし、未来は現在の結果です。しかもですよ、キャリアは短期的なものではなく、超が付くほどのロングな視点が必要不可欠です。

今、頑張っても結果が出るのは来年とか再来年ではない。5年後、10年後、いや20年後、30年後であることも少なくないのですね。

そんな先のことなんかわからないよ…と何もしなければ、そういう未来が待ち受けているだけです。どうなるかわからないけれども、何もしないわけにはいかない。わからないなりにやるべきことがあるだろう。

そう考えて、自分なりのキャリアプランを目指して、もしかしたらこれは将来プラスになるのではないか？と考えて、スキルを磨き、経験値を高めていくのが賢明であると考えます。

―困った時の駆け込み寺はありますか？―

キャリアに正解はない。これも何度もお伝えしておりますが、長年キャリアシーンで仕事をしてきた私はしみじみと痛感することが多いです。

ある人に居心地のいい「職場」でも、違うある人にとっては最悪の「職場」だとなることもありますし、この「職場」という言葉を「働き方」に変えても、また「雇用形態」とか「待遇」とかでも、全て通用すると思うのですね。それだけキャリアとは個別的なものであるという証拠でしょうか。

万人に通じる望ましいキャリアなんてこの世には存在しないのかもしれません。

だからこそ主導権を握って、自分らしさを追求しながら、世のため人のために役立てる自分を作り上げていくのがよろしいでしょうか。

私はキャリアがもっと身近なものになって、それこそ世間話のようにあちこちで気軽に語られるようになったらいいなと夢想しています。

最近どう？から始まり、今はこんな状況で、これからこうしていくというキャリアプランを語り合い、それはいいねとか、もっとこうしたらとか、それは止めときなよとか、喧々諤々の議論をフランクにできたらいいと思うのです。

家庭内でもライフプランを前提にしながら、今後のあるべきキャリアを話し合う機会などがあってもいいでしょうし、気兼ねなく話せる友人同士や先輩後輩の垣根を越えて、ああでもないこうでもないと話ができたら、もっと私たち1人1人の視野が広がっていくのではないでしょうか。

ただどうしてもキャリアは個別的なものですし、どうせわかり合えないだろうとか、建設的な話にはならないだろうとか、否定されるんじゃないかと思ってしまって気軽に話せないのが現実でしょうか。世間には実に様々なしがらみがありますし、忖度せざるを得ないことも少なくありませんからね。

皆さんはキャリアコンサルタントという資格をご存知でしょうか？実は2016年に国家資格となり、受験者が急増しています。受験は学科試験と実技試験があり、合格者はキャリアコンサルタント名簿に登録すると「キャリアコンサルタント」と名乗ることができるのです。

2023年11月現在、7万人を超える登録者がいて、大学のキャリアセンター、行政機関、人材紹介会社、人材派遣会社、再就職支援会社、一般の事業会社など様々な業界で活躍しているようです。

それだけ国としても私たち国民に自分で自分のキャリアを考えて欲しい、自分の力で切り拓いて欲しい、そのための相談先を用意しなければならないと考えている現れでしょうか。

この背景にあるのは、右肩上がりの高度経済成長の時代を終えて、その後は何をしても経済回復ができずに1億総中流が崩壊し始めて、政府も国主導のリカバリーに限界を感じて、私たち国民に自己責任で生きてくれ、自分の食い扶持は自分で稼いでくれ、最低限のセーフティーネットしか用意できない、自分のキャリアは自分で築けというような影のアナウンスみたいなものがあるのかなと勝手に想像しています。

まさに「上に政策あれば下に対策あり」という中国のことわざが身に染みるような状況です。

そこでキャリアコンサルタントを国家資格にして、キャリアの相談先を用意したのですね。

ところがキャリアの相談相手って学科と実技の試験を突破すればできるものでしょうか？

私は、人材紹介業界で20年以上生きてきていますので、同僚や部下にキャリアコンサルタントの有資格者は何人かいました。現在もキャリアコンサルタントの上位資格であるキャリアコンサルティング技能士の有資格者が弊社には在籍しています。

もちろんこの中にはキャリアについて本気で学んでいて、立派に有資格であることの責任を果たせている人もいるのでしょうが、私の個人的な感覚としては、どちらかと言うと本人がキャリアについて悩んでいて、彷徨っていて、せめて資格でも取得しておくかとか、転職エージェントに在籍はしているけど成績が思うように伸びずに資格にすがりついた人とか、あまり良いイメージが持てていません。

だってですよ、本書では再三に渡って述べてきたように、キャリアの根底にはライフがあるわけじゃないですか。生活、暮らし、家族、そういうものを抜きにしたキャリア論なんて机上の空論と言わざるを得ないと思うのですよ。

キャリアはそんなに浅くない。私はそう声を大にして申し上げたいのです。キャリアは哲学であるとも言えるんじゃないでしょうか？　哲学は資格云々ではないですよね。資格があって哲学も学んでいるような人は最強かもしれませんけど。

事実、私は恥ずかしながらキャリアコンサルタントの資格は持っていませんし、取ろうと思ったこともありません。この資格の取得はかなりの時間が掛かりますから忙しい人間には取りにくいのですね。

別に有資格者の方々を批判したいのではなく、この国のキャリアに対する認識にズレを感じるということを述べたいのです。キャリアコンサルタントを何十万人に増やしても、おそらく本当の意味でのキャリアの悩みの解決には繋がらないんじゃないでしょうか。

だって日本経済全体の問題でもありますし、個々のキャリアは理論理屈で向上するようなものじゃありませんから、いくらキャリア相談をしても、相手次第では余計に混迷することになりかねないように思うのです。

では、どんな人が相談相手として相応しいでしょうか？この答えもひとつやふたつではありませんし、もしかしたら答えなんてないのかもしれません。

未来のことなんて誰にもわからないわけです。神のように見通せる人なんて存在しませんよね。教科書に書いてある通りに相談に乗って、その人のキャリアが飛躍的に向上するなんてあり得ないと思います。

それをやろうとしているのが国家資格なのですね。医師や弁護士といった資格のように、何年も掛けて難関資格を突破するのとは違うんです。それなのに人様のキャリアをあたかもより良い方向に導けるかのような資格を作るなんて…。そうじゃないんだよな…と長年キャリアシーンで仕事をしてきた私は思うのですが、そう思わない人のほうが多いようです。

私は人様のキャリアを本当の意味でより良い方向に導ける人というのは、それだけの「キャリア」を築いてきた人だと思います。資格の有無の問題ではなく、それだけの「スキル」と「経験」を積み重ねた人ではないでしょうか。

ベースにあるべきは豊富な人生経験。自分自身も当然のことながら、表面上のキャリアだけではなく、その根底にある人の人生を一緒になって背負ってきた人。

少し言い過ぎかもしれませんが、それこそ「人生の達人」のような方で、ゲートキーパー的な経験もあって、まさに困った時の駆け込み寺のような存在で、いつもオーバーアチーブしていて、誰からも頼りにされていて、まるで職人のように1件1件、1人1人に対して丁寧にこだわりを持って、それをずっと支え続けてきた人。

こういう人ならキャリアも人生も相談するのに値すると思うんですね。

以前に私が在籍していた会社は、テレビCMで「お伝えしたいことがたくさんあります」と述べていましたが、本当に多くの事例やノウハウを持っていれば、クライアントだけでなく、「まだ見ぬ」潜在的なクライアントに対してもお伝えしたいことがたくさんあると思うのです。

多くの情報を様々なツールで発信していて、頼りになりそうな相手なら、聞く耳を持つ人は少なくないと思うんですね。単に求人とか開業物件とか、そういう案件を前面に出す人ではなく、「スキル」や「経験」というその人の持つ「キャリア」で勝負できる人こそが相談相手として適切と私は考えています。

―スペシャリストを支えるゼネラリストとして―

医師はスペシャリストです。昨今ですと、総合診療とか、総合内科、家庭医、プライマリケアといった医療界の中ではゼネラリスト的な位置づけの診療科目も出てきましたが、世間一般から見たらこれもスペシャリストであると考えて良いでしょう。

医師に限らず、本物のスペシャリストをさらに専門特化した領域で仕事ができるようにサポートすることには社会的な価値があることだと私は考えています。

私どもは「スペシャリストである医師を支えるゼネラリストとして機能する」ことをミッションとして掲げており、ホームページのトップ画面でも謳っています。

とはいえ中小企業の1社でしかない私どもにできることは限られておりますから、キャリア支援に特化し、具体的には常勤医師の転職支援と、クリニックの開業支援をメイン業務としながら、付随した定期非常勤先のリサーチや、クリニック、病院の経営コンサルティング事業まで、限られた範囲でサポートしています。

これは弊社のレゾンデートルと言ってもいいですが、私たちはゼネラリストとして、スペシャリストである医師のために、キャリアシーンで仕事をしています。

単に右から左に案件を流すような仕事ではなく、医師に寄り添い並走するスタンスで、なくてはならないビジネスを、有難うと言われるビジネスを、心の底からやりたいビジネスを、AIに置き換わられない仕事を展開しているつもりです。

もちろん課題はたくさんありますし、まだ土台作りのフェーズとも言え、これからどうなるかはわかりません。

しかしビジネスをビジネスに留まらせることなく、存在がいい加減なことはできないような、確固たるビジョンを持って社員一同で邁進し続ける所存です。

本書の結びにあたって医師の皆さんにお伝えしたいのは、10年後、20年後に、自分を褒めてあげられるようなキャリアを歩んでいただきたいということです。

キャリアって今すぐにどうなるものでもありません。あくまでも「結果論」でしかないのですね。だって語源が「轍」なのですから、やっぱり積み重ねることを考えましょう。キャリアは後ろ向きにしか理解できないものなのです。

過去の結果である今はもう変えられません。しかし今そしてこれからの未来は変えることができるはずです。どう変えるべきか？

そのためには本書で紹介した「キャリアの４ステップ」を意識するといいかもしれません。そしてキャリアアンカーが見えてきた時こそ「キャリアプラン３箇条」を振り返りながら自分に相応しいキャリアプランを設定しましょう。目標設定ですね。ここまでくれば後は具体策、解決策であるいくつかのキャリアパスを選択して試行錯誤するのがいいですね。

もちろんそれが必ずしも奏功するかはわかりません。思ってもみない形で成功する可能性もありますし、想定外の事態になったけど逆に良かったということもあるでしょうか。

キャリアの語源は「轍」であるとご紹介しました。自分が歩んできた道の跡なのですね。先生方は医学部に合格する、国試に受かる、研修医を終える、専門医を取得するなど、目標を定めて確実に突破してきた経験が豊富です。

ところがある時点から新たな目標を定められなくなり、悶々とした日々を過ごすということはありませんでしょうか？

キャリアプランとは新たな目標と言って良いでしょう。それも今までのように医師になる、専門性の証明となるような資格取得という目標ではなく、医師人生を賭けた中長期的な目標です。みな同じ目標ではなく、個々がそれぞれの目標を設定して良いのです。

40代、50代、60代になっても、毎日を充実させていらっしゃる医師は、意識的か無意識かは別にして、自分らしい新たな目標を上手に設定できているのではないでしょうか。

キャリアって別に特別なものではなく、誰もが自然と考えてはいると思うのです。しかしそこに戦略や戦術がないために、ただ漠然と考えているだけだったり、何となくキャリアについて語り合ったりと、効果が上がっていないように感じます。1人で考えていても悶々としてしまって先が見えない。このようなお悩みを今まで何度も伺ってきました。

少しのコツや、ちょっとしたきっかけを手に入れると、自分の考えがシュッとまとまったり、グッと視界が拡がったりすることはよくあると思うのです。

世間一般では働き方が多様化してきて、テレワークやフリーランスなど、昭和の時代には考えられなかった新たな働き方が増えてきています。

医師の世界でも、少し前まではこんなに自由診療に医師が殺到するなんて考えられませんでしたし、産業医なども同様でしょうか。コロナが落ち着いてきてご自分のクリニックを開業する先生も増えていますし、なかにはオンライン診療を中心に組み立てたり、ＩＴを活用した夜間往診とか、企業と連携した新たな医療提供体制を構築したり、それこそビジネス展開を推し進める医師も増えてきていますね。

この流れというか、動き自体は歓迎すべきものと思っていますが、ただひとつ冷静に考えていただきたいのは、自分のキャリアにとってプラスなのか？リスクはどの程度あるのか？チャレンジした先に何があるのか？10年後はどうなっているのだろうか？などです。

働き方の多様化とともに、キャリアもハイブリッド化していくのは間違いありません。本書でもパラレルキャリアやスラッシュキャリアをご紹介しましたが、本業と副業、本業をさらに向上させるキャリアの積み方など、これからも新しいキャリアの考え方は確実に出てくるものと思われます。

しかしここで私が思うのは、ど真ん中のキャリアを軽視してはいけないということです。先人たちが何世紀も掛けて積み上げてきたものにはそれだけの理由があると思うのです。

全員がど真ん中を歩む必要はないとはいえ、ど真ん中のキャリアを歩んできたからこそそのビジネス展開や、新規事業や、副業的なユニークな働き方などへ転身しやすいはずです。

最初からど真ん中を避けてしまうのは、中長期的なキャリアで考えたらリスクが大きいと考えます。焦らずにリスクマネジメントを考えて、ど真ん中のキャリアを進みながら模索してもいいと思うのですね。

ただこれも多様化の時代では、あくまでもひとつの考え方であり、他の考え方を否定するものではありません。より良いキャリアは常に探し続けていかねばならないと考えます。

個々の医師人生、生活、暮らしなどのライフをベースにしたキャリア、自分らしいキャリアを手に入れるための方法はひとつやふたつではないでしょう。若手医師も、中堅医師も、ベテラン医師も、それぞれのフェーズで考え続け、チャレンジし続けて、これでいいのか、もっと良くならないか、と問い続けていくことが肝要ではないでしょうか。

本書がその手助けになれば望外な喜びではありますが、何せキャリアは個別的なものなので、一般論としては理解できても、自分に当てはめるともうひとつしっくりこないなんてこともあるでしょう。

そんな時は是非とも本書のどこかを参考にしてざっくばらんな「キャリア相談」をしてみて下さい。ご家族や友人知人、医師仲間や先輩同様後輩など。結論を出す必要はないんです。自分以外の他者はどんなふうに思うのかな？どう考えるかな？

それを手に入れるだけでも自分の視野は広がりますし、自分の考えがブラッシュアップしていくきっかけになるかもしれません。

もし本書の内容に何か感じるものがあり、どうせ相談するならこの人の話を聞いてみたいと思われましたらお気軽にホームページからお問合せ下さい。最後に営業チックな終わり方となり大変申し訳ございません。

でも私どもが先生方のキャリアを本気で考えていて、そのノウハウを本書だけではなく、毎日ＳＮＳなどを通じて発信していることだけをご理解いただけましたらそれで充分です。

先生方のキャリアが、昨日より今日、今日より明日、去年より今年、今年より来年というように、徐々に向上していくことを心よりお祈りしております。

種の起源や進化論で有名なチャールズ・ダーウィンは、「生き残る種とは、最も強いものではない。最も知的なものでもない。それは、変化に最もよく適応したものである」という言葉を遺しています。

これはそのままキャリアにも、人生にも当てはまると考えます。自分がこうしたい、こうなりたいというのはキャリアを考える第１歩ですが、時代は、社会は変わり続けていきますから、その変化にもアジャストしていくことは必要不可欠ですね。別に魂を売れということではなくて、自分がしたいことのために環境の変化に合わせるのもひとつの手段であるということです。

キャリアに正解はないともお伝えしました。なぜ正解がないものを私たちは探し続け、求め続けてしまうのでしょうか？子供の頃から受けてきた教育の問題とも言えそうですが、キャリアや人生には唯一解はありません。

正解がないのであれば、それを追い求めるのではなくて「問い続ける」ことがキャリアを考えるにあたって最善ではないかと私は考えています。

これこそが「戦略的キャリア思考」という考え方であり、そのノウハウを本書においてお伝えしてきたつもりです。戦略があれば、必ずキャリアも人生も展望が拓けていくと私は強く信じています。

あとがき

私にとって初の執筆ですので、自分も何を書くべきか悩みながらの取り組みでしたし、自信満々で世に問うというよりは、これでいいのか？もっと伝えるべきことはないのか？さらにわかりやすく書けないか？と悪戦苦闘しながら書きました。少しでも参考にしていただければ嬉しいですが、それは皆様のご評価に委ねるしかありません。

あとがきでまず述べたいのは、弊社の社員たちへの感謝です。仁科尚美さん、井上彩子さん、あなたたちがいなければ私の活動は半減してしまいます。あなたたちの支えがあってこそ弊社は医師の皆さんへのお役立ちが実現できていると思ってます。

ブルドーザーのように密林に突っ込んでいく私の後を、いつも丁寧に整地して、多くの皆さんが通りやすいようにサポートしてくれて有難う。心から感謝しています。

また日本橋出版の大島拓哉社長。この度は私に執筆の機会を与えて下さり有難うございました。とても貴重な経験になりましたし、私自身の活動に対して、さらなるモチベーションアップとなりました。

ご期待に沿えたかどうかは若干不安ですが、チャンスを下さったこと、心より感謝申し上げます。

それと私の妻、真紀子と、娘のかのこにもお礼を申し上げたいです。家でも四六時中仕事をしている私を支えてくれて有難う。家族でカラオケに行ってもパソコンが手放せないロクでもない父親、夫だけれども、文句も言わずに好きにさせてくれて実に助かっています。

ただ父さんは自分の私利私欲のためではなく、日本の医師のために全力で働いていることだけは本書で伝わるかと思います。

最後に医師の皆さんへ

いつも日本の医療を支えて下さって有難うございます。時には理不尽や不義理や不公平などもあり、医療現場は生半可な大変さではないと思いますが、それでも患者のため、日本のために懸命に診療して下さっていること、患者側の1人として厚く御礼申し上げます。

別におべっかを使うつもりはありませんが、私は多くの医師と接することで、自分の人間性が高まったような気がしています。

それは先生方が人の命の最前線で仕事をしており、病気やケガという一般人の窮地に携わっているからこそ、先生方の人間力が高くなり、それが伝播したように感じているのです。

モンスターペイシェントのように、権利意識が強くなり過ぎて自分勝手な患者も増えていますし、救急車の不正利用などをする不埒な患者も少なくありません。でも、そんな患者ばかりではありません。心からドクターに感謝している患者のほうが圧倒的に多いことと思います。

また私のように医師を尊敬して支えようとする人間も存在します。

是非とも医師として、今よりも少しより良い未来を手にし続けることができることを心から願って筆を置くこととします。有難うございました。

小野勝広

小野勝広（おの　かつひろ）
ジーネット株式会社　代表取締役社長
医師の転職支援、クリニックの開業支援のスペシャリスト。
転職や開業を「医師のキャリア」という観点から考え、求人や開業物件を右から左に流すことに疑問を持ち、あくまでもドクターファーストを貫き通しながら、医師の「キャリア」を中心としてサポートしています。
現在公式ホームページでのブログ執筆に加え、YouTube・Facebook・Twitter・Instagram 等で日々情報発信中。

医師人生の分岐点で判断を誤らないキャリア戦略

2024年10月18日　第1刷発行

著　者──小野勝広
発　行──日本橋出版
〒103-0023　東京都中央区日本橋本町 2-3-15
https://nihonbashi-pub.co.jp/
電話／03-6273-2638
発　売──星雲社（共同出版社・流通責任出版社）
〒112-0005　東京都文京区水道 1-3-30
電話／03-3868-3275

ISBN 978-4-434-34397-1